JN148295

第10回日本肝がん分子標的治療研究会 記録

SORAFENIB PRACTICE BOOK Vol.3

〈監修・編集〉 大﨑 往夫 大阪赤十字病院 消化器内科

アークメディア

巻頭言

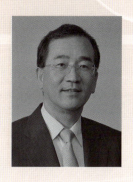

金沢大学附属病院 消化器内科

金子 周一

　わが国の肝癌診療のレベルが高いことは"公知の事実"であると思っていたが，EBMが診療方針を決めると言い張る人々の前に多くの医師は押し黙っていた．なぜならば議論をすれば，"公知"とは何かを明らかにする必要があり，EBM派に勝てないからである．ところが，日本の医師は，はるかにしたたかで，EBMに縛られず経験的だと揶揄されながらも現実には最良の診療をしていた．ガイドラインを守らないのは専門家に多いことが知られているが，わが国の肝癌診療はそのレベルであった．このことがSorafenibのGIDEON試験によって予後という指標で科学的に証明された．肝癌になった場合の治療法の第一選択は，まず日本にくるという結果である．それほどに，同じステージの肝癌であっても，わが国の肝癌患者の予後は有意に良かった．

　それでは，EBM作りの臨床研究が必要ないかといえば，それは明らかに誤りである．昨今はわが国の医師の臨床研究のレベルが問われているが，大多数の医師は正直に症例報告や少数例の経験，コントロール群のない臨床研究の報告を行っている．ひとつひとつはエビデンスレベルが低くとも，真摯で几帳面なわが国の医師が行う発表の集合が"公知"となり，それを聞いて学ぶことでわが国ではレベルの高い治療法を行っている．この実臨床に基づく"公知の事実"の作り方と実践が諸外国と異なるところである．

　その意味でも，今回の研究会は素晴らしかった．当番世話人の大﨑先生は，私が尊敬する臨床家である．10回を数える研究会となり，そろそろテーマも限られ，新味を欠いてきたむずかしいタイミングに先生らしいアイデアが満載であった．Sorafenibが登場して5年をすぎた時期であるからこそ，多施設共同のワークショップが組まれ，あらためてSorafenibの立ち位置が確認された．そして実臨床のむずかしさが議論された．確かに，それはコントロール群のない臨床研究であるが，わが国の肝癌診療を代表する先生方が発表を行い，高いレベルの議論がなされた．そしてシンポジウムでは5年間の経験をもとに，術後，BCLC Stage B, Cそしてバイオマーカーと，それぞれの課題とSorafenibの役割が明らかにされた．一般演題も，わが国のしっかりとした発表が相次いだ．教育講演ではiPSに分子標的薬のバイオマーカーと，次の時代の研究を拝聴し感動させていただいた．

　これらの発表や講演こそが，わが国の"公知"となり，日々の肝癌診療を支える原動力となることを，大﨑先生は本研究会を企画したときから熟知しておられたような印象の研究会であった．

CONTENTS

巻頭言 .... 金沢大学 金子 周一 iii

□シンポジウム
Sorafenibが肝癌診療に与えたインパクト―5年間2万例の使用を振り返って―

1. 術後補助化学療法としての分子標的薬の意義
   .... 日本大学 梶原 崇弘ほか 3
2. BCLC stage BにおけるSorafenibの立ち位置―TACEからの切り替え・使い分け―
   .... 独立行政法人 国立がん研究センター東病院 池田 公史ほか 9
3. BCLC stage CにおけるSorafenibの使い方：
   動注療法との使い分け・コンビネーション .... 金沢大学附属病院 荒井 邦明ほか 17
4. Sorafenibの効果予測因子，バイオマーカー .... 大阪赤十字病院 竹田 治彦ほか 27
5. 新規分子標的薬剤の動向と展望 .... 近畿大学 工藤 正俊ほか 33
   ■ Discussion .... 司会 國土 典宏，泉 並木 42

□ワークショップ
分子標的薬に関する多施設共同研究から得られた知見

1. 肝外転移非合併進行肝癌に対する肝動注化学療法とSorafenibの比較
   .... 広島大学 河岡 友和ほか 53
2. 肝細胞癌診療におけるSorafenib治療が相応しい対象症例とは
   .... 久留米大学 中野 聖士ほか 61
3. 高齢者進行肝細胞癌に対するSorafenib療法の安全性および有用性
   ―Saga Liver Cancer Study Groupによる多施設コホート研究―
   .... 佐賀大学 中下 俊哉ほか 68

巻頭言

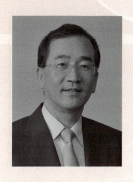

金沢大学附属病院 消化器内科
金子 周一

　わが国の肝癌診療のレベルが高いことは"公知の事実"であると思っていたが，EBMが診療方針を決めると言い張る人々の前に多くの医師は押し黙っていた．なぜならば議論をすれば，"公知"とは何かを明らかにする必要があり，EBM派に勝てないからである．ところが，日本の医師は，はるかにしたたかで，EBMに縛られず経験的だと揶揄されながらも現実には最良の診療をしていた．ガイドラインを守らないのは専門家に多いことが知られているが，わが国の肝癌診療はそのレベルであった．このことがSorafenibのGIDEON試験によって予後という指標で科学的に証明された．肝癌になった場合の治療法の第一選択は，まず日本にくるという結果である．それほどに，同じステージの肝癌であっても，わが国の肝癌患者の予後は有意に良かった．

　それでは，EBM作りの臨床研究が必要ないかといえば，それは明らかに誤りである．昨今はわが国の医師の臨床研究のレベルが問われているが，大多数の医師は正直に症例報告や少数例の経験，コントロール群のない臨床研究の報告を行っている．ひとつひとつはエビデンスレベルが低くとも，真摯で几帳面なわが国の医師が行う発表の集合が"公知"となり，それを聞いて学ぶことでわが国ではレベルの高い治療法を行っている．この実臨床に基づく"公知の事実"の作り方と実践が諸外国と異なるところである．

　その意味でも，今回の研究会は素晴らしかった．当番世話人の大﨑先生は，私が尊敬する臨床家である．10回を数える研究会となり，そろそろテーマも限られ，新味を欠いてきたむずかしいタイミングに先生らしいアイデアが満載であった．Sorafenibが登場して5年をすぎた時期であるからこそ，多施設共同のワークショップが組まれ，あらためてSorafenibの立ち位置が確認された．そして実臨床のむずかしさが議論された．確かに，それはコントロール群のない臨床研究であるが，わが国の肝癌診療を代表する先生方が発表を行い，高いレベルの議論がなされた．そしてシンポジウムでは5年間の経験をもとに，術後，BCLC Stage B, Cそしてバイオマーカーと，それぞれの課題とSorafenibの役割が明らかにされた．一般演題も，わが国のしっかりとした発表が相次いだ．教育講演ではiPSに分子標的薬のバイオマーカーと，次の時代の研究を拝聴し感動させていただいた．

　これらの発表や講演こそが，わが国の"公知"となり，日々の肝癌診療を支える原動力となることを，大﨑先生は本研究会を企画したときから熟知しておられたような印象の研究会であった．

CONTENTS

巻頭言 .... 金沢大学 金子 周一 iii

□シンポジウム
Sorafenibが肝癌診療に与えたインパクト―5年間2万例の使用を振り返って―

1. 術後補助化学療法としての分子標的薬の意義
   .... 日本大学 梶原 崇弘ほか 3
2. BCLC stage BにおけるSorafenibの立ち位置―TACEからの切り替え・使い分け―
   .... 独立行政法人 国立がん研究センター東病院 池田 公史 9
3. BCLC stage CにおけるSorafenibの使い方：
   動注療法との使い分け・コンビネーション .... 金沢大学附属病院 荒井 邦明ほか 17
4. Sorafenibの効果予測因子，バイオマーカー .... 大阪赤十字病院 竹田 治彦ほか 27
5. 新規分子標的薬剤の動向と展望 .... 近畿大学 工藤 正俊ほか 33
   ■ Discussion .... 司会 國土 典宏，泉 並木 42

□ワークショップ
分子標的薬に関する多施設共同研究から得られた知見

1. 肝外転移非合併進行肝癌に対する肝動注化学療法とSorafenibの比較
   .... 広島大学 河岡 友和ほか 53
2. 肝細胞癌診療におけるSorafenib治療が相応しい対象症例とは
   .... 久留米大学 中野 聖士ほか 61
3. 高齢者進行肝細胞癌に対するSorafenib療法の安全性および有用性
   ―Saga Liver Cancer Study Groupによる多施設コホート研究―
   .... 佐賀大学 中下 俊哉ほか 68

Sorafenib Practice Book Vol.3
Sorafenibが肝癌診療に与えたインパクト－5年間2万例の使用を振り返って－

4. 超高齢者に対するSorafenib治療の有効性・安全性―京都肝癌分子標的治療
   研究グループ多施設共同研究― .... 京都府立医科大学　城　正泰 ほか 73
5. 多施設共同研究によるSorafenibの実臨床データ
   ―Kanagawa Liver Study Group― .... 横浜市立大学　森本　学 ほか 80
6. 香川県下におけるSorafenibの使用経験―開始容量，肝機能，副作用の検討―
   .... 高松赤十字病院　小川　力 ほか 87
7. 進行肝細胞癌に対するSorafenib投与後の初期変化と治療効果・予後との関係
   ―特に2週間後の変化に着目して― .... 名古屋大学　葛谷　貞二 ほか 94
8. Sorafenib投与後長期生存例の検証―切除を含む集学的治療の重要性―
   .... 徳島大学　高須　千絵 ほか 101
   ■ Discussion .... 司会　金子　周一，有井　滋樹 108

□トピックス

教育講演から

1. iPS細胞研究の腫瘍学への展開
   .... 神戸大学　青井　貴之 123
2. 肝癌分子標的薬のバイオマーカー
   .... 近畿大学　西尾　和人 128
   ■ Discussion .... 司会　河田　則文 133

■編集後記 .... 大阪赤十字病院　大﨑　往夫 136

シンポジウム

Sorafenibが肝癌診療に与えたインパクト
―5年間2万例の使用を振り返って―

シンポジウム　Sorafenibが肝癌診療に与えたインパクト―5年間2万例の使用を振り返って―

術後補助化学療法としての分子標的薬の意義

Significance of the molecular target medicine as adjuvant chemotherapy after curative treatment

梶原 崇弘・高山 忠利

日本大学　消化器外科

Key Words ▶ 肝細胞癌，ネクサバール，術後補助化学療法，分子標的薬

Abstract ▶ 当肝細胞癌根治術後の5年再発率はおよそ70％にのぼる．さまざまな補助化学療法が検討されてきたが標準化されたものはない．
分子標的薬の意義　―STORM試験　結果報告―
根治的治療後のSorafenibによる術後補助化学療法に関する本試験では，主要評価項目であるRFSの中央値は33.4カ月 vs. 33.8カ月であり，Sorafenib投与による改善を認めなかった（HR＝0.940，95％ C：0.780〜1.134，片側p＝0.26）．また，TTRおよびOSについても同様に改善は認めなかった．治療期間はSorafenib群で有意に短く，有害事象は，既知と同様であった．Sorafenibは細胞増殖抑止剤であり，再発に対しては十分な効果が得られなかった可能性がある．抗腫瘍効果の高い分子標的薬の開発やIFNやペレチノインなどとも連動した加療も視野に引き続き検討していく必要があると考える．

1 はじめに

　根治的手術もしくは局所焼灼術を受けた肝細胞癌（HCC）症例の再発率は高く，5年再発率はおよそ70％にのぼる（図1）．また，切除や焼灼術の後に遺残腫瘍がない場合，再発を抑制する有効な標準治療はない．
　肝細胞癌の根治術後の補助化学療法としての取り組みを紹介する．
　①化学療法
　UFTによる補助化学療法の有効性が検証されたが，有効性は証明されなかった（図2）．
　②養子免疫療法
　養子免疫療法は，補助化学療法として肝細胞癌の再発率を有意に低下させることが証明された．しかし，全体の生存期間においては，有意な差が得られておらず，金銭的な負担も大きいため，標準治療には至っていない（図3）．
　③インターフェロンα
　HCV+/-HBc抗体陽性のグループを対象に48週間投与を行ったRCTでは再発に関して有効性は証明されなかった（図4）．
　しかし，他のRCTでは再発抑制や生存率の改善の報告もあり，科学的根拠に基づく肝癌診療ガイドラインでは有害事象に配慮しながら行ってよいとされている．
　④ペレチノイン
　レチノイド核内受容体をターゲットとするビタミンA誘導体の経口非環式レチノイドであるペレチノインは，分化誘導，アポトーシスを

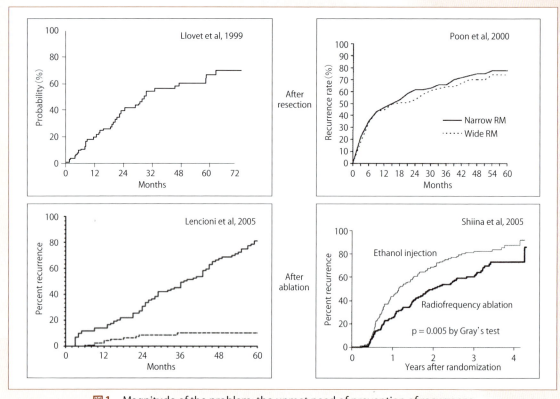

図1 Magnitude of the problem: the unmet need of prevention of recurrence
(Llovet et al : Hepatology 30 : 1434–1440, 1999 ; Poon et al : Ann Surg 231 : 544–551, 2000
Lencioni et al : Radiology 234 : 961–967, 2005 ; Shiina et al : Gastroenterol 129 : 122–130, 2005)

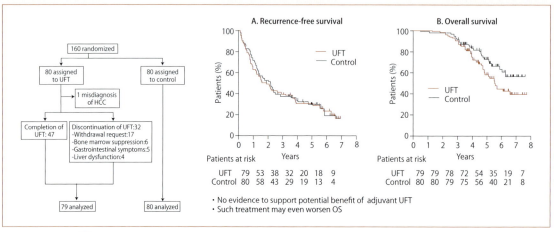

図2 HCC prevention after resection: UFT (uracil + tegafur) – RCT in 159 patients
Uracil-Tegafur as an adjuvant for HCC: A randomized trial
(Hasegawa K et al : Hepatology 44 : 891-895, 2006)

誘導すること，レチノイドX受容体αのリン酸化を阻害し，受容体の機能を回復させることなどが知られている．動物実験ではマウスの化学発癌モデルで発癌を抑制することが示されている．根治治療後のHCV陽性肝細胞癌グループ（401例）を対象に，ペレチノイン600 mg/日，

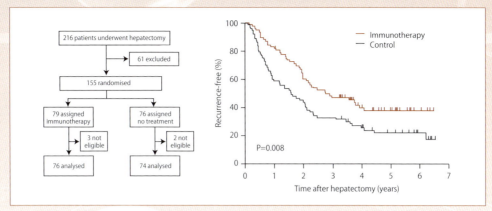

図3 HCC prevention after resection: Adoptive immunotherapy – RCT in 150 patients
Autologous lymphocytes activated with recombinant interleukin-2 and antibody to CD3
（Takayama T et al : Lancet 356 : 802-807, 2000）

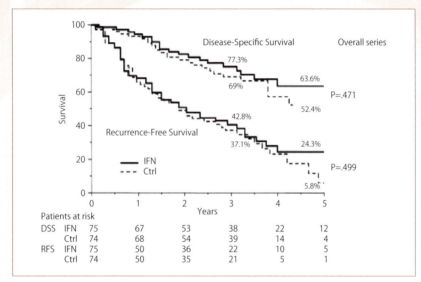

図4 Prevention of HCC recurrence after resection: IFN-α -RCT in 76 patients
- HCC patients with HCV +/− anti-HBc undergoing resection randomized to IFN-α (n=76) or placebo (n=74) for 48 weeks
- Median follow-up: 45 months
- No significant differences observed in regression-free survival (p=0.499), disease-specific survival (p=0.471), or OS between the groups
- IFN-α had no effect on overall prevention of HCC recurrence following resection

（Mazzaferro V et al : Hepatology 44: 1543-1554, 2006）

300 mg/日，プラセボ群に割り付けて無再発生存期間を評価した．全被検者を対象とした検討では3群間に有意な差は認められなかったが，Child-Pugh Aに関しては，600 mg群で再発を抑制することが示されていた（図5）．現在2つのRCTが施行中である．

2 分子標的薬の意義―STORM 試験　結果報告―

Sorafenibは，切除不能HCCに対して有効性が示されている経口マルチキナーゼ阻害剤である．外科的切除術または局所焼灼療法による根治的治療後の肝細胞癌患者に対し，Sorafenibを

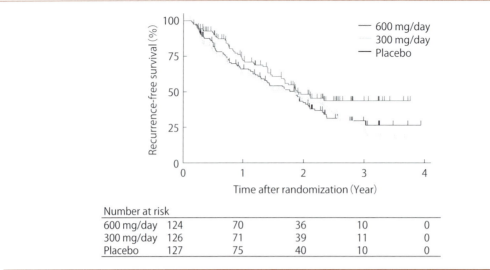

図5 Peretinoin after curative therapy of hepatitis C-related HCC: RCT
- Superiority of peretinoin to placebo could not be validated
- 600 mg/day was shown to be the optimal dose, and treatment may possibly reduce the recurrence of HCV-HCC, particularly after 2 years.
- The efficacy and safety of peretinoin 600 mg/day should continue to be evaluated in further studies

(Okita K et al : J Gastroenterol. 2014)

術後補助療法として投与した際の有効性を評価する第Ⅲ相臨床試験，STORM試験が行われた．

3 対象と方法

根治術の内容，地域，再発リスク，Child-Pugh A vs. Bを層別化因子として，Sorafenib群とプラセボ群に1：1で無作為に割り付けを行った．Sorafenibは，400 mgを1日2回経口投与（800 mg/日）し，最大4年間継続した．

主要評価項目はRFS（recurrence-free survival）であり，副次評価項目はTTR（time to recurrence），OS，QOL，薬物動態，バイオマーカーなどである（図6）．

4 症例患者選択基準

- 術前検査で肝外病変および大血管浸潤のない症例．
- 新規に診断されたHCC症例であり，根治目的の切除術もしくは局所焼灼療法を受け，中・高度の再発リスクを有していること．
- Child-Pugh status A（5/6点）またはB（腹水のない7点），ECOG PS 0であること．
- HCCに対する前治療がなく，CTもしくはMRIによる診断で残存腫瘍がないこと．

が条件とされた．

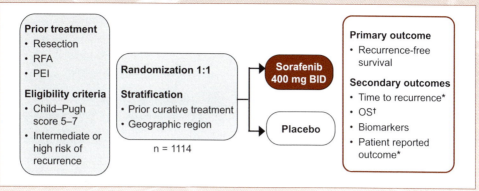

図6　STORM trial design

International (Europe, Americas, Asia–Pacific, Japan), double-blind, placebo-controlled Phase III adjuvant trial
Registered on Clinical Trials.gov as NCT00692770
BID, twice daily; PEI, percutaneous ethanol injection; RFA, radiofrequency ablation

表1　STORM trial results

	Sorafenib	Placebo	Hazard Ratio(95% CI)	P^*
Median, mos				
RFS	33.4	33.8	0.940 (0.780 – 1.134)	0.26
TTR	38.6	35.8	0.891 (0.735 – 1.081)	0.12
OS	NR	NR	0.995 (0.761 – 1.300)	0.48
TEAE, %				
All Gr	98	90		
Serious	40	42		
Gr 3–4	69	47		
Gr 5	3	2		
Drug-related, all Gr	94	46		
Serious	9	3		
Gr 5	<1	<1		

*One sided; NR, not reached.

5　結果

　計1,114例がSorafenib群556例，プラセボ群558例に割り付けられた．背景因子は両群で均等であった．平均年齢59歳，62％がアジア太平洋から登録され，外科的治療の割合が81％であった．Child-Pugh Aが97％，高再発リスク症例が46％であった．

　464のRFSイベントが観察された時点で解析が行われ，主要評価項目であるRFSの中央値は，Sorafenib群33.4カ月，プラセボ群33.8カ月であり，ハザード比は0.940と，6％の再発リスクを低下したが，p値は片側で0.26であり，有意差を認めなかった（HR＝0.940，95％ CI: 0.780～1.134，片側p＝0.26）．

　また，年齢，性別，地域差，再発リスク，肝機能，切除または焼灼術，病因別での無再発生存期間のサブグループ解析においても，有効性を示す

ようなシグナルは認めなかった．

なお，副次評価項目であるTTR（中央値38.6カ月 vs. 35.8カ月，HR＝0.891，95% CI: 0.735〜1.081，片側p＝0.12），およびOS（両群中央値未到達，HR＝0.995，95% CI: 0.761〜1.300，片側p＝0.48）でも両群に差を認めなかった（図7）．

Grade 3/4の主なSorafenib治療関連有害事象は，手足症候群（28%），高血圧（7%），下痢（6%）であった．既知の有害事象と大きく異なるものではなく，予期しない有害事象の発現は認めなかった．

本試験では進行再発まで治験薬を服用するプロトコルとなっていたが，Sorafenib群では進行再発を中止理由としてあげた症例の割合はプラセボ群よりも低く，有害事象での投与中止や同意撤回などがプラセボ群に比べて高い傾向であった．その原因としては有害事象（24% vs. 7%），同意撤回（17% vs. 6%）があげられる．投与治療期間の中央値は（12.5カ月 vs. 22.2カ月）とSorafenib群の方が短く，Sorafenib群は，最初の3カ月で約30%の症例が投与中止に至っていた．1日投与量も同様にSorafenib群の方が少なかった（578 mg/日 vs. 778 mg/日）．

6 結論

HCCの切除後もしくは焼灼術後のSorafenibによる術後補助化学療法に関する本試験では，主要評価項目であるRFSの中央値は33.4カ月 vs. 33.8カ月であり，Sorafenib投与による改善を認めなかった（HR＝0.940, 95% CI：0.780〜1.134, 片側p＝0.26）．また，TTRおよびOSについても同様に，Sorafenib投与による改善はみられなかった．治療期間はSorafenib群で有意に短かった．有害事象に関しては，既知のものと一致していた．

7 考察

マルチキナーゼ阻害剤であるSorafenibは，切除不能肝臓癌に適応をもつ分子標的薬である．進行肝細胞癌に対するプラセボ対照試験，SHARP試験において，OS（10.7カ月 vs. 7.9カ月，HR＝0.69，p＜0.001），およびtime to radiologic progression（5.5カ月 vs. 2.8カ月，HR＝0.58，p＜0.001）で有意な延長を認めている．一方，抗腫瘍効果はほとんど認められていない（奏効率2.3%）．

本試験は，薬剤の肝細胞癌への効果を利用して，高い再発率を認める肝細胞癌に対して，術後補助化学療法としての有用性を検証するものであった．しかしながら，残念なことに結果は有用性がないことを示唆するものであった．

これまでにも，大腸癌や乳癌におけるBevacizumabなど，術後補助化学療法として有用性を示せなかった分子標的薬がある．通常，術後補助化学療法の目的は，術後の微細残存腫瘍細胞の駆逐にある．このため，主には感受性のある殺細胞性抗癌剤，あるいは分子標的薬なら抗腫瘍効果の高いものが選択される．Sorafenibは細胞増殖抑止剤であり，再発に対しては十分な効果が得られなかった可能性がある．また，対象となった症例が根治切除のできた，中央値3.5 cm，単発，脈管浸潤のないChild-Pugh Aの症例が中心であり，補助化学療法を検討するには腫瘍条件がよいこと，Sorafenib自体に毒性発現があることより，Sorafenib群の服薬コンプライアンスが低下したことなど再考すべき要素もあると考えられる．

肝細胞癌の高い再発率に対する補助化学療法の標準化は重要であり，抗腫瘍効果の高い分子標的薬の開発やIFNやペレチノインなどとも連動した加療も視野に引き続き検討していく必要があると考える．

シンポジウム　Sorafenibが肝癌診療に与えたインパクト―5年間2万例の使用を振り返って―

BCLC stage BにおけるSorafenibの立ち位置
―TACEからの切り替え・使い分け―

Positioning of sorafenib in BCLC stage B: Change and distinction from TACE

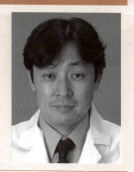

池田 公史

独立行政法人 国立がん研究センター東病院 肝胆膵内科

Key Words ▶ Sorafenib, TACE, BCLC-B, TACE不応

Abstract ▶ 当BCLC stage Bの肝細胞癌において，Sorafenibは，TACEの補助/併用療法，TACEの効果が期待できない進行例，TACE不応例などを対象に検討されている．TACEの補助/併用療法：SorafenibとTACEの補助/併用療法のランダム化比較試験の報告がいくつか行われているが，延命効果は示されておらず，その有用性は明らかにされていない．TACEの効果が期待できない進行例：Sorafenibのよい適応であるが，どのような症例がTACEの効果が期待できないのか，明確に定義することは困難である．TACE不応例：肝動注化学療法があまり良好な成績が得られておらず，Sorafenibの良い適応である．しかし，TACE不応の定義に関しては，統一した見解が得られていない．現在，BCLC stage BにおけるSorafenibの立ち位置は，TACEの効果が期待できない進行例やTACE不応例になるが，これらの基準を明確にしていくことが必要である．また，SorafenibとTACEの補助/併用療法の有用性も明らかにすることが重要である．

1 はじめに

Barcelona Clinic Liver Cancer Study Group (BCLC) のステージ分類[1]はA～Dまで分類されている．stage Aは早期（Early stage）であり，癌結節が単発または3cm，3個以下で，一般的に切除，肝移植やラジオ波焼灼術などの根治的治療が選択される．stage Bは中等度進行（intermediate stage）であり，多発する癌結節の状態であるが，肝外転移や脈管浸潤などはなく，一般に肝動脈化学塞栓療法（TACE）が選択される．stage Cは高度進行（advanced stage）であり，脈管浸潤や肝外転移を有する症例やPerformance Status（PS）が1～2と低下した症例で，一般にSorafenibなどの化学療法が選択される．stage Dは終末期（terminal stage）であり，PSが3～4の症例または肝予備能がChild Pugh Cと低下した症例で，一般的に積極的な抗癌治療は行わず，対症療法が選択される．

このように本稿のテーマであるBCLC stage Bは一般にTACEが適応となるが，TACEの効果が期待できない進行例やTACE不応例に対してSorafenibは投与されている．また，TACEの補助/併用療法としてSorafenibが投与されることがある．

本稿では，BCLC stage BにおけるSorafenibの治療成績を説明し，TACEの効果が期待できない進行例，TACE不応例，そしてTACEの補助/併用療法について，Sorafenibの立ち位置について概説する．

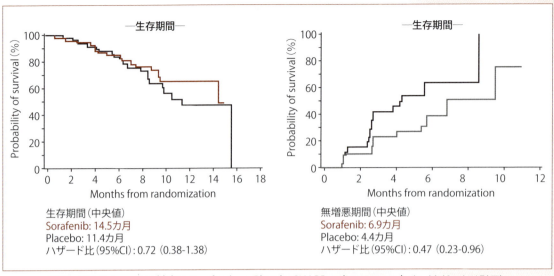

図1 BCLC stage Bに対するSorafenib vs. PlaceboSHARP: subgroup analysis（文献2より引用）

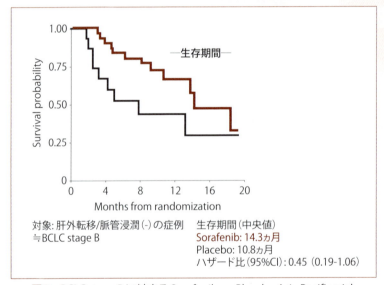

図2 BCLC stage Bに対するSorafenib vs. Placebo Asia Pacific trial: subgroup analysis（文献3より引用）

2 BCLC stage BにおけるSorafenibの治療成績

　BCLC stage Bに対するSorafenibの治療成績は，Sorafenibの有用性が示されたSHARP試験とAsia-Pacific試験で報告されている[2,3]．両試験において，BCLC stage Bの症例はそれぞれ18％と4.7％含まれており，その生存期間のサブグループ解析でも良好なハザード比（SHARP試験：0.72，Asia-Pacific試験：0.45）が示され，BCLC stage Bでも有用な傾向が示されている（図1, 2）．したがって，TACEの対象とならないBCLC stage Bに対しても，有用な治療と考えられている．

表1　Up-to-7 criteria と Child Pugh score を組み合わせたサブクラス

サブクラス	B1	B2	B3	B4
Child Pugh score	5-7	5-6	7	8-9
Beyond Milan and within Up-to-7	IN	OUT	OUT	ANY
ECOG PS	0	0	0	0-1
Portal vein thrombosis	No	No	No	No
1st option	TACE	TACE or TARE		BSC
Alternative	LT, TACE +Ablation	Sorafenib	Clinical trial, TACE, Sorafenib	LT

ECOG, Eastern cooperative oncology group; TACE, transarterial chemoembolization; LT, liver transplantation; TARE, transarterial radioembolization; BSC, Best supportive care.

(文献4より引用)

表2　HAP score;予後スコアリングシステム

因子	ポイント
Alb <3.6g/dL	1
AFP >400ng/mL	1
T-Bil >17 μmol/L	1
最大腫瘍径>7cm	1

HAP score	総ポイント数
A	0
B	1
C	2
D	>2

Alb, albumin; AFP, α-fetoprotein; T-Bil, Total bilirubin.

(文献5より引用)

3　TACEの効果が期待できない進行例

BCLC stage B とひとえにいってもその範囲は広く，最近，もう少し BCLC stage B をサブクラス化して，治療方針を明確にするような流れが全世界的にあるようである．これまでに，Up-to-7 criteria と Child-Pugh score を組み合わせたサブクラス[4]，HAP score[5]，ART score[6]，TAE研究会の提唱するサブグループ[7]などが提唱されている．

1. Up-to-7 criteria と Child Pugh score を組み合わせたサブクラス[4]

腫瘍径(cm)と腫瘍数を足し合わせて，7以下になる場合(IN)とならない場合(OUT)とし，Child Pughの点数を考慮して，B1-B4に分類するサブクラス化する方針が報告されている（表1）．このサブクラスではB1-B4ごとに治療方針も推奨されている．

2. HAP score[5]

アルブミン，α-フェトプロテイン，総ビリルビン，最大腫瘍径の4項目を点数化し，その総ポイント数から，スコアをA～Dまでに分類し，予後を予測するするスコアである（表2）．

3. ART score[6]

前回TACEの有効性と有害事象を勘案して，次回のTACEを行うべきかどうかを判断するための基準である．画像上の奏効，ASTの25％以上の上昇，Child Pughが1点増加，Child Pughが2点以上増加の4項目よりART scoreを算出し，予後が良好か否かを判別し，TACEの継

表3 ART score
前回のTACEの有効性と有害事象を考慮して,今後,TACEを行うべきかどうかを判断するための基準

治療後	ポイント
画像上の奏効なし	1
AST上昇≥25%	4
Child Pugh 1点増加	1.5
Child Pugh ≥2点増加	3

ART score	予後	TACEの継続
0-1.5	良好	
≥2.5	不良	推奨しない

（文献6より引用）

表4 BCLC stage Bのサブグループ（TAE研究会）

Subgroup	Child Pugh	腫瘍4個,7cm	3年生存割合
Ba	A	Within	62.1%
Bb	A	Beyond	43.0%
Bc	B	Within	41.3%
Bd	B	Beyond	29.8%

（文献7より引用）

続を推奨するかどうかを判断する指標である（表3）.

4. TAE研究会の提唱するサブグループ[7]

腫瘍が4個以下で7cm以下をwithinとし，それ以外をbeyondとし，Child Pugh分類のAとBを考慮して，Ba〜Bdまでの4群のサブグループに分類し，予後を予測する指標である（表4）.

このように，BCLC stage Bにおいてさまざまな予後予測の指標やTACEを継続する指標などが提案されてきているが，TACEの効果が期待できないBCLC stage Bの症例を明確に定義することはいまだに困難である．また，これらの指標が本邦の実情に適しているかどうかは今後の検討が必要である．

4 TACE不応例

TACE不応例に対して，Sorafenibによる治療に切り替えた症例とTACEを引き続き繰り返した症例を比較した後方視的な検討が小笠原らによって報告されている[8].対象は，TACE不応と判定されたBCLC stage Bで，Child Pugh A or Bの7点までの進行肝細胞癌患者である．TACE不応後にSorafenibに切り替えた患者群がTACEを繰り返した患者群と比べて，病勢増悪までの期間（中央値：Sorafenib 22.3カ月，TACE 7.7カ月，$p=0.001$）と全生存期間（中央値：Sorafenib 25.4カ月，TACE 11.5カ月，$p=0.001$）は有意に良好であった．本研究は後方視的な検討であるが，BCLC stage BのTACE不応例に対して，TACEを繰り返すよりは，Sorafenibに切り替えたほうが治療成績が良好であることが示されている．

また，われわれは，TACE不応例に対してSorafenibとシスプラチン肝動注化学療法を後方視的に比較検討し，Sorafenibで良好な結果であったことを報告している．国立がん研究センター東病院と中央病院でTACE不応例に対してシスプラチンの肝動注化学療法を施行した66人とSorafenibで治療した48人の治療成績を後方視的に比較検討した[9].シスプラチンの肝動注化学療法とSorafenibの奏効割合はそれぞれ1.8％と6.3％で，有意な差は認めなかったが（p

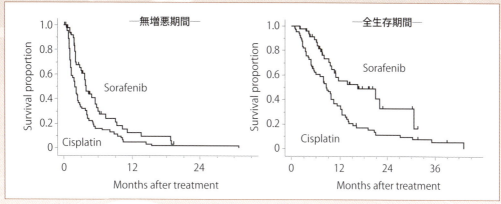

図3　TACE不応例に対するSorafenib vs. Cisplatin肝動注療法

＝0.40），病勢制御割合は28.8％と60.4％（p＝0.001），無増悪生存期間（中央値）は2.0カ月と3.9カ月（ハザード比：0.44，p＜0.01），生存期間（中央値）は8.6カ月と16.4カ月（ハザード比：0.57，p＜0.01）であり（図3），Sorafenib群で有意に良好であった．切除不能肝細胞癌に対するシスプラチンの肝動注化学療法の第Ⅱ相試験(n＝80)の結果は，奏効割合33.8％，1年生存割合67.5％と良好な治療効果であったが[10]，TACE不応例に限定するとあまり良好な効果は期待できないことが示された．また，肝癌診療マニュアル第2版[11]にもTACE不応例に対する肝動注化学療法の治療成績は芳しくなく，Sorafenibも一つの選択肢であることが記載されている．

このように，TACE不応例に対してSorafenibが良好な結果が報告されているが，Sorafenibの不応の定義に関しては，まだ統一した見解が得られていない．そのような状況の中，2014年日本肝癌研究会にて，TACE不応の基準が提案された．

1. TACE不応の定義（2014年改訂版）
①肝内病変

1) TACE施行1〜3カ月後の治療効果判定のCT/MRIにて，治療結節の造影効果（50％以上）が残存する場合が2回以上続く（薬剤変更，選択血管の再検討を含んで計2回以上）．

2) TACE施行1〜3カ月後の治療効果判定のCT/MRIにて，前回TACE施行時よりも肝内腫瘍個数が増加している場合が2回以上続く（薬剤変更，選択血管の再検討を含んで計2回以上）．

②脈管浸潤の出現

③遠隔転移の出現

④腫瘍マーカー：TACE施行直後，腫瘍マーカーが低下しないか，たとえ低下してもわずか，かつ一過性で，すぐに上昇傾向が続く．

このように，実診療の経験に基づいて，臨床的な観点から本邦におけるTACE不応の新たな定義が提案されたが，この基準が本当にTACE不応の基準として有用かどうかは明らかにされておらず，今後，この基準の有用性を検討することが必要である．

5 TACE後の補助療法やTACEとの併用療法

TACE後のSorafenibの補助療法としての有用性を明らかにするため，プラセボと比較したランダム化比較試験が日本と韓国において行われた(Post TACE試験)[12]．対象は，TACEが施行されたChild Pugh Aの肝細胞癌患者である．Sorafenibは，TACE施行後補助療法として，癌の増悪を認めるまで投与された．Sorafenibとプラセボの無増悪期間（中央値：Sorafenib5.4カ月，プラセボ3.7カ月，ハザード比0.87，p-value＝0.252）と生存期間（中央値：Sorafenib29.7カ

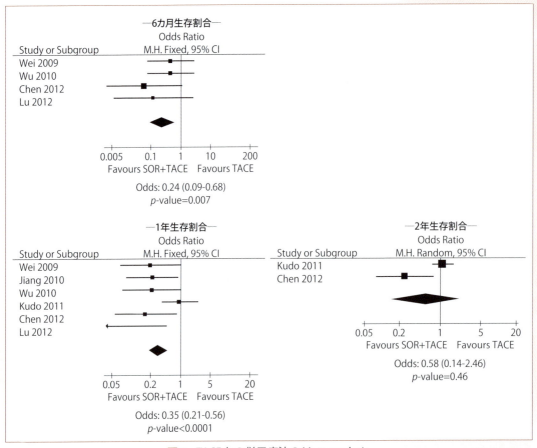

図4　TACEとの併用療法のMeta-analysis

月，プラセボ 未到達，ハザード比1.06，p-value＝0.790)において，両群に有意な差は認められず，SorafenibのTACE後の補助療法としての有用性は示せなかった．

また，TACEにSorafenibを併用することでTACE不能となるまでの期間を延長させる効果を期待して，TACEとSorafenibの併用療法とTACEとプラセボを比較したランダム化第Ⅱ相試験の結果も報告された(SPACE試験)[13]．SorafenibはTACEが不能となるまでの期間，継続投与された．主要評価項目の無増悪期間はSorafenib 5.6カ月，プラセボ5.5カ月，ハザード比0.797で，p＝0.072であったが，有意水準は15％に設定されていたため，Sorafenib群で有意な結果と報告された．しかし，副次的評価項目であるTACEが不能となるまでの期間はプラセボ群で良好な結果であり，生存期間も有意な差が認められなかったことから，TACEとSorafenib併用療法の意義が十分に明らかにされたとは言いがたく，追試が必要と考えられた．

このようにTACEとの補助/併用療法は否定的な結果が続いているが，TACEとSorafenibの補助/併用療法の検討をまとめて解析したメタアナリシス[14]（図4）では，TACEにSorafenibを併用することで良好な生存期間が報告され，延命に寄与する可能性も示唆されている．現在，TACEとSorafenib併用療法は，欧米で進行中のSorafenibとプラセボを比較したTACE-2試験(NCT01324076)やECOG1208試験(NCT01004978)，日本で進行中のSorafenibと

無治療での経過観察群を比較したTACTICS試験（NCT01217034）などがあり，TACEとSorafenibの有用性は，これらの結果を待って判断すべきである．

6 おわりに

このように，BCLC stage BにおけるSorafenibの立ち位置は，TACEの効果が期待できない進行例やTACE不応例になるが，これらの基準を明確にしていくことが必要である．現在，BCLC stage Bでの立ち位置を明らかにするために，TACE後のSorafenib投与の有無ならびにSorafenib投与開始時期が予後へ与える影響を検討する国際共同前向き非介入試験（OPTIMIS試験）[15]が進行中である．主要評価項目は，Sorafenibの投与を早期に開始する患者とSorafenibを早期に開始しない患者で，TACE不適応が確認された時点からの全生存期間の比較することである．本試験の結果，BCLC stage BでのSorafenibの立ち位置が少しでも明らかになることを期待したい．また，今後，SorafenibとTACEの補助/併用療法のランダム化比較試験がいくつか行われており，これらの結果を勘案して，TACEの補助/併用療法におけるSorafenibの位置づけが明らかにされることが期待されている．

▶References

1) Llovet JM, Bruix J : Molecular targeted therapies in hepatocellular carcinoma. Hepatology 48 : 1312–1327, 2008
2) Bruix J, Raoul JL, Sherman M et al : Efficacy and safety of sorafenib in patients with advanced hepatocellular carcinoma: subanalyses of a phase III trial. J Hepatol 57 : 821–829, 2012
3) Cheng AL, Guan Z, Chen Z et al : Efficacy and safety of sorafenib in patients with advanced hepatocellular carcinoma according to baseline status: subset analyses of the phase III Sorafenib Asia-Pacific trial. Eur J Cancer 48 : 1452–1465, 2012
4) Bolondi L, Burroughs A, Dufour JF et al : Heterogeneity of patients with intermediate (BCLC B) Hepatocellular Carcinoma: proposal for a subclassification to facilitate treatment decisions. Semin Liver Dis 32 : 348–359, 2012
5) Kadalayil L, Benini R, Pallan L et al : A simple prognostic scoring system for patients receiving transarterial embolisation for hepatocellular cancer. Ann Oncol 24 : 2565–2570, 2013
6) Sieghart W, Hucke F, Pinter M et al : The ART of decision making: retreatment with transarterial chemoembolization in patients with hepatocellular carcinoma. Hepatology 57 : 2261–2273, 2013
7) Yamakado K, Miyayama S, Hirota S et al : Subgrouping of intermediate-stage (BCLC stage B) hepatocellular carcinoma based on tumor number and size and Child-Pugh grade correlated with prognosis after transarterial chemoembolization. Jpn J Radiol 32 : 260–265, 2014
8) 小笠原定久，千葉哲博，大岡美彦，他：TACE不応症例におけるsorafenibのintermediate-stageでの導入の有効性．第50回日本肝癌研究会 抄録集，CM2-7, p130
9) Ikeda M, Mitsunaga S, Shimizu S et al : Efficacy of sorafenib in patients with hepatocellular carcinoma refractory to transcatheter arterial chemoembolization. J Gastroenterol 49 : 932–940, 2014
10) Yoshikawa M, Ono N, Yodono H et al : Phase II study of hepatic arterial infusion of a fine-powder formulation of cisplatin for advanced hepatocellular carcinoma. Hepatol Res 38 : 474–483, 2008
11) 日本肝臓学会：肝癌診療マニュアル 第2版．医学書院，東京，2010
12) Kudo M, Imanaka K, Chida N et al : Phase III study of sorafenib after transarterial chemoembolisation in Japanese and Korean patients with unresectable hepatocellular carcinoma. Eur J Cancer 47 : 2117–2127, 2011
13) Lencioni R, Llovet JM, Han G et al : Sorafenib or placebo in combination with transarterial chemoembolization (TACE) with doxorubicin-eluting beads (DEBDOX) for intermediate-stage hepatocellular carcinoma (HCC): Phase II, randomized, double-blind SPACE trial. J Clin Oncol 30, 2012 (suppl 4; abstr LBA154^)
14) Fu QH, Zhang Q, Bai XL et al : Sorafenib enhances effects of transarterial chemoembolization for hepatocellular carcinoma: a systematic review and meta-analysis. J Cancer Res Clin Oncol 140 : 1429–1440, 2014
15) Peck-Radosavljevic M, Raoul JL, Lee HC et al :

OPTIMIS: An international observational study to assess the use of sorafenib after transarterial chemoembolization (TACE) in patients with hepatocellular carcinoma (HCC). J Clin Oncol 32 : 5s, 2014 (suppl; abstr TPS4155)

*   *   *

シンポジウム　Sorafenibが肝癌診療に与えたインパクト―5年間2万例の使用を振り返って―

BCLC stage CにおけるSorafenibの使い方：動注療法との使い分け・コンビネーション

Therapies of Sorafenib and HAIC (hepatic arterial infusion chemotherapy) in patients with advanced hepatocellular carcinoma (BCLC stage C)

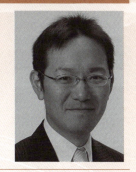

荒井　邦明　　山下　竜也　　金子　周一

金沢大学附属病院 消化器内科

Key Words ▶ Sorafenib，BCLC，肝動注化学療法（HAIC）

Abstract ▶ BCLCではstage Cの肝細胞癌に対する治療選択はSorafenibとなっている．その根拠は2つのRCTでプラセボと比較し延命効果を示した報告による．対象の選択と投与量調整，きめ細かい副作用対策にて安全に使用できるようになった．既報のとおり腫瘍縮小が少なく，進展後Sorafenib投与終了後もさまざま後治療が行われている．一方，肝動注化学療法は肝内進行病変を伴う進行肝細胞癌に対して本邦で積極的に行われている治療であるが，Sorafenibのようなプラセボとの比較試験はなく，標準プロトコールは確立していない．肝動注化学療法では約3割の腫瘍縮小効果が得られ，腫瘍縮小例では予後延長が，さらに根治治療へConversionできればさらなる予後延長がみられる．Child-Pugh Bの症例に対しても治療可能である．Stage C（BCLC）の中でChild-Pugh分類Aで肝内進行病変を有する症例に対し，Sorafenibと肝動注化学療法のいずれもが治療として選択しうる．この中でSorafenibは，遠隔転移が主病変となっている症例，脈管侵襲を伴うがSorafenibにて腫瘍進展後も肝動注化学療法で後治療可能と考えられる症例，すなわちVp3またはVp4の高度脈管侵襲を伴わない症例に対して選択されることが多い．一方，肝動注化学療法は高度脈管侵襲を有する症例や腫瘍進展が早く後治療の可能性が低い症例に対して，腫瘍縮小を目指して選択される傾向がある．

1 はじめに

BCLC staging C（図1）は肝予備能がChild-Pugh A/Bで，肝細胞癌がAdvanced stage，すなわち門脈侵襲，リンパ節転移，遠隔転移，PS 1-2を有する症例が対象となる．同じBCLC stage Cとしても，肝内病変数が数結節で脈管侵襲を有する症例から，肝内病変が無数に存在し高度脈管侵襲を有する症例まであり，また遠隔転移巣の有無，部位，結節数により，その進行度は幅広い．治療は分子標的薬，殺細胞性抗癌薬が主体であり，肝切除，転移巣切除，放射線療法，陽子線療法や姑息的な肝動脈化学塞栓療法（TACE）が検討されることもある．現在使用可能な分子標的薬はSorafenibのみである．また抗癌剤の投与法として，日本では肝動注化学療法が積極的に選択されている．今回Sorafenib，肝動注化学療法のエビデンスならびに当科の使用成績を提示し，BCLC stage Cにおける治療法の選択に関して論じてみたい．

2 BCLC stage CにおけるSorafenibのエビデンス

Sorafenibは，プラセボ群を対象とした2つ

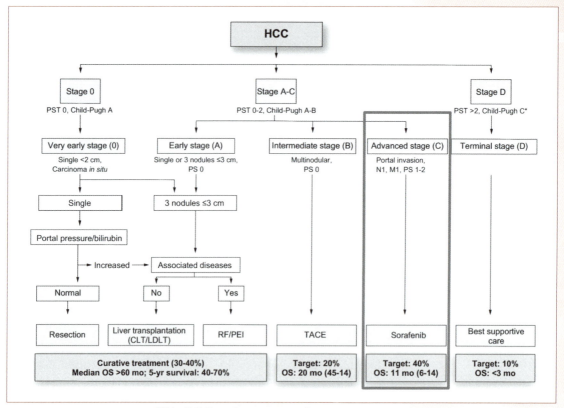

図1　BCLC staging system and treatment strategy

のRCT（SHARP試験[1]，Asia-Pacific試験[2]）にて生存期間の延長を示した薬剤である．SHARP試験のサブ解析[3]によると，BCLC stage CでもHR 0.70（95% CI 0.56〜0.89）（図2左上）と，Sorafenibはプラセボに対して予後延長効果を有することが示されている．Stage Cの構成要素であるPS 1-2，脈管侵襲/肝外転移では，それぞれHR 0.71（95% CI 0.52〜0.96），HR 0.77（95% CI 0.60〜0.99）と同様に予後延長効果を呈する（図2左下）が，脈管侵襲，肝外転移に分けた解析では，それぞれHR 0.68（95% CI 0.49〜0.93），HR 0.85（95% CI 0.64〜1.15）と，肝外転移では予後延長効果を十分に示したとはいえないデータ（図2右上）であった．Asia-Pacific試験でも同様のサブ解析[4]が発表されており，PS 1-2，脈管侵襲/肝外転移，肺転移，リンパ節転移における予後延長効果（図2右下）は，それぞれHR 0.61

（95% CI 0.42〜0.88），HR 0.75（95% CI 0.54〜1.05），HR 0.87（95% CI 0.56〜1.37），HR 0.64（95% CI 0.42〜1.08）であった．Sorafenibは主にBCLC Stage Cの進行肝細胞癌症例に使用されることが多く，特に有効な全身化学療法がない現状では，遠隔転移例において第一選択として使用されると思われるが，これらのサブ解析によると，遠隔転移例における予後改善効果のエビデンスは十分示されているわけではないことも理解しておく必要がある．

3 BCLC stage Cにおける肝動注化学療法（HAIC）のエビデンス

肝細胞癌に有効性が示された全身化学療法は現時点では存在していない．わが国では，肝内進行肝細胞癌に対して肝動注化学療法（HAIC）が積極的に施行されてきた．また肝外転移症

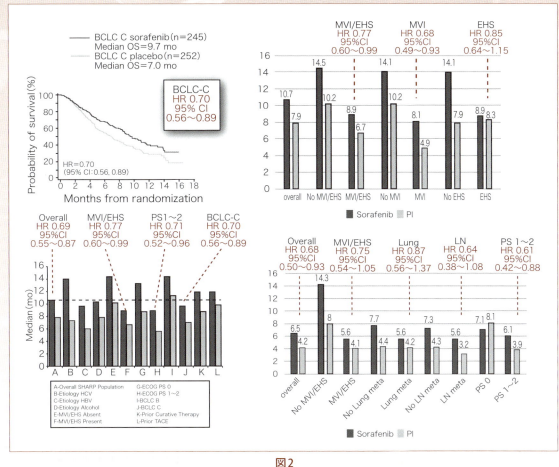

図2

例であっても肝内病変の制御が予後を規定すると考える場合，HAICが選択されることも多い．HAICに関する質の高いエビデンスは限られており，少数例の検討にて，BSCと比較し予後改善効果を認める[5,6]のみである．HAICのレジメは，①low-dose FP療法，②インターフェロン併用5-FU動注療法（FAIT），③シスプラチン動注，の3種類が本邦で主に行われている．当科のHAICのレジメは，②のFAITに少量のシスプラチンをDay 1, 8に併用したプロトコール（図3上）である．再発例が69％，Child-Pugh B-Cが55％，脈管侵襲を36％，肝外病変を25％にきたした症例を治療対象（図3左下）としており，奏効率は26.4％，腫瘍制御率は58.6％（by RECIST ver. 1.0）（図3右下）であった．PFS中央値は4.2カ月，MSTは10.7カ月（図4左上）であった．奏効例におけるMSTは32.4カ月（5年生存率28.0％）と，非奏効例のMST 7.5カ月と比較し有意（p＜0.0001）に良好（図4右上）であった．奏効因子として，腫瘍脈管侵襲なし，肝外病変なし，血清アルブミン値3.5 g/dL以上の3項目が抽出（図4左下）され，またPS-0，血清ビリルビン値2.0 mg/dL未満，血清アルブミン値3.5g/dL以上，肝外病変なしの4項目が予後良好を予測する因子として抽出（図4右下）された．Child-Pugh分類別のMSTは，Child-Pugh A / B / Cそれぞれ16.1 / 8.8 / 3.3カ月（図5右下）であった．これまでの報告（図5）ではChild-Pugh Bに対するSorafenibのMSTは，GIDEON最終解析で5.2カ月，わが国の市販後調査で3.3カ月，肝癌の新

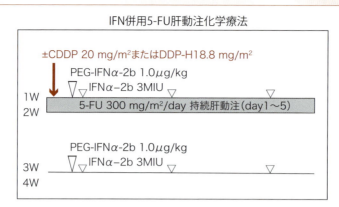

図3

規治療法に関する研究班の結果で6.4カ月であり，Child-Pugh BにおけるHAICの8.8カ月は比較的良好な治療成績と推察される．

　HAIC奏効例における長期生存はHAIC治療単独でもたらされるものではなく，奏効後に肝切除やRFAなどの根治を目指したConversion治療を積極的に組み合わせることで，もたらされる．当科の成績では，HAIC奏効後の69％に後治療が施行されており，その39％にconversion治療を行っていた．Conversion治療に達するのはHAIC治療例の7％にすぎないが，大幅な予後延長効果がみられることは特筆すべき特徴である．

4 Sorafenibと肝動注化学療法(HAIC)の治療効果比較

　進行肝癌に対してSorafenibとHAICのどちらを選択するべきか，治療成績を比較したRCTはまだ存在しない．当科でSorafenib，HAICが施行された症例を後ろ向きに解析した結果を示す．Sorafenib51例とHAIC229例の臨床背景を比較（図6左上）すると，HAICは年齢が

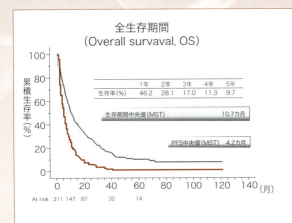
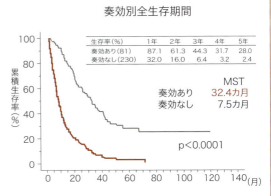

図4

若いが、PSが悪く、肝予備能が不良で、腫瘍径・腫瘍個数も多く、脈管侵襲を伴う症例に中心に施行されていた。一方Sorafenibは遠隔転移を有する症例を中心に施行されていた。抗腫瘍効果はSorafenib、HAICそれぞれ、奏効率4％ vs 29％、腫瘍制御率57％ vs 57％であり（図6右上）、奏効率はHAICで有意に高かった。HAICの臨床背景は肝内の腫瘍因子がSorafenibより不良であるにもかかわらず、MSTはSorafenib10.6カ月、HAIC 9.4カ月と有意差を認めなかった（図6下）。肝予備能別に予後を比較すると、Sorafenib、HAICそれぞれ、Child-PughAでMST 11.4 vs 16.6カ月、Child-Pugh BでMST 8.1 vs 9.5カ月であり、Child-Pugh AではHAICが有意に予後良好（p＝0.002）であった（図7上）.

脈管侵襲の有無では予後に有意差は認めなかった（脈管侵襲なし：MST 10.6 vs 17.6カ月、脈管侵襲あり：MST 5.9 vs 5.7カ月）（図7中）が、遠隔転移のある症例ではSorafenibの予後が良好（遠隔転移なし：MST 15.0 vs 13.7カ月、遠隔転移あり：MST 6.5 vs 3.8カ月（p＝0.008））であった（図7下）. ただしHAICの遠隔転移例はSorafenibの遠隔転移例と比べて肝内病変高度進行例（腫瘍径、個数、脈管侵襲）が明らかに多いことが影響した可能性もあり、またHAICの奏効例も7％と低かった. 遠隔転移例における予後因子としてChild-Pugh、脈管侵襲が抽出されてきており、HAICでは肝予備能が不良で脈管侵襲を有する症例がより多く治療対象であったことが、Sorafenibと比較して予後不良となった

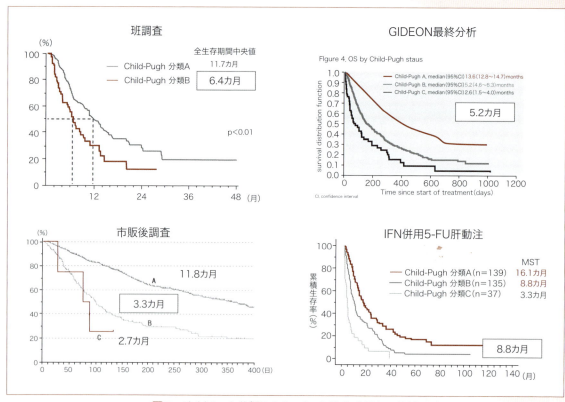

図5　Child-Pugh 分類 B の Sorafenib 治療成績との比較

原因と考えられた．

　この結果をもとに進行肝癌の治療法を選択しているが，個別の症例において事前の治療効果予測はまだ不十分な状況といわざるをえない．HAIC PD 例に Sorafenib が奏効した例や，逆に SorafenibPD 例に HAIC が奏効した例も散見されるため，実臨床では一方の治療を選択し，奏効・制御が得られていれば継続し，治療不応となれば可能な限りもう一方の治療に切り替えて治療を継続していくことが必要とされる．

　Sorafenib に関する治療結果を集積すると，Sorafenib の生存期間中央値と無増悪期間に相関（r＝0.535）がみられるが，生存期間中央値は増悪後の生存期間とより強い相関（r＝0.831）がみられる．このことは Sorafenib 治療中のマネージメントのみならず，増悪後の後治療ならびに肝予備能の保持が予後を改善させるのに重要であることを示唆している．当科では，SorafenibPD 中止後の79％，副作用中止の59％に後治療を行ってきたが，HAIC や TACE などの後治療が可能であった症例が予後良好（図8左上）であった．後治療を行えた場合 MST は9.9カ月と，行えなかった場合の1.9カ月と有意に良好（図8右上）であった．Sorafenib 後の HAIC の成績は奏効率30％（図8左下）であり，無増悪生存期間3.5カ月，MST 9.0カ月（図8右下）と，可能な限り積極的に導入すべきと考えられた．

5 BCLC stage C における治療選択

　最後に BCLC stage C における当科の治療選択の現状を提示（図9）する．遠隔転移のない肝内病変高度進行例では，肝予備能にかかわらず HAIC を優先し，奏効例での Conversion 治療を目指している．遠隔転移がなく Sorafenib にて腫瘍進展後も肝動注化学療法で後治療可能と考

対象症例の臨床背景

	肝動脈(229) (%)	Sorafenib (51) %	p値
性別(男性%)	77	88	0.17
年齢(中央値)	65	68	0.029
PS (ECOG) (0%)	78	92	0.034
初発%	35	8	<0.01
HCV抗体(陽性%)	54	43	0.15
HBs抗体(陽性%)	28	37	0.19
Child-Pugh score (平均)	6.9	6.0	<0.01
Child-Pugh分類(A%)	50	75	<0.01
主腫瘍径(30 mm超%)	64	47	0.025
腫瘍個数(5個以上%)	78	47	<0.01
脈管侵襲(あり%)	48	29	0.014
リンパ節転移(あり%)	10	18	0.12
遠隔転移(あり%)	18	45	<0.01

抗腫瘍効果の比較

(%)	肝動注 (n＝229)	Sorafenib (n＝51)	p値
CR	5	0	
PR	24	4	
SD	28	53	
PD	37	35	
NE	6	8	
RR	29	4	0.0001
TCR	57	57	0.99

RECIST ver.1.0
CR：complete response, PR：partial response, SD：stable disease, PD：progressive disease, NE：not evaluated, RR：response rate, TCR：tumor control rate

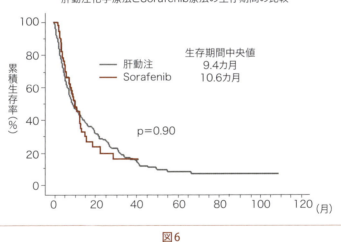

図6　肝動注化学療法とSorafenib療法の生存期間の比較

生存期間中央値
肝動注 9.4カ月
Sorafenib 10.6カ月
p＝0.90

えられる症例，すなわちVp3またはVp4の高度脈管侵襲を伴わない症例には，肝予備能良好ならばSorafenibから治療開始することも可能である．ただしPDとなった時点でHAICへの速やかな切り替えを念頭におく．一方遠隔転移例ではSorafenibが第一選択となる．肝内高度進行例で肝内病変の制御が予後に最も寄与すると考えられる場合には遠隔転移があってもHAICが選択されることもある．ただし，SorafenibはSHARP studyやAsian-Pacific studyのサブ解析で，遠隔転移例での予後改善効果のエビデンスが示されたわけではなく，また遠隔転移を伴う症例でのHAICの奏効率は7％と低い．遠隔転移例に対する新たな化学療法，分子標的薬の開発が今後求められる．

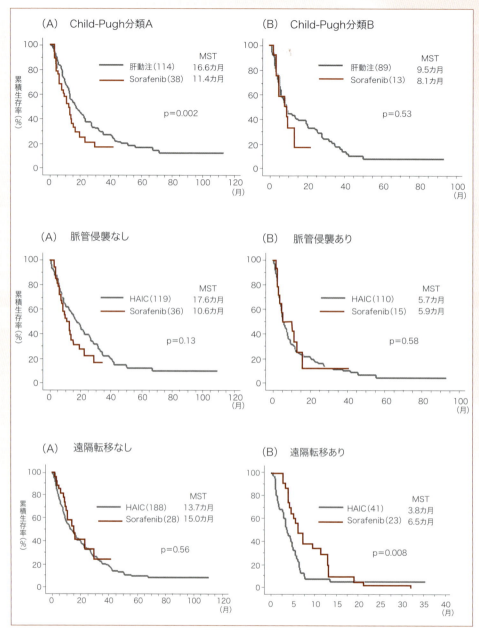

図7　生存期間

6 まとめ

BCLC stage Cに対しては，現在Sorafenibと肝動注化学療法（HAIC）が主な治療である．脈管侵襲，肝予備能，進展速度を考慮して治療法が実際には選択される．ただし治療前の効果予測はまだ確立されておらず，どちらの方法も施行可能なように治療していくことが重要である．SorafenibやHAICにて肝予備能やPSの悪化を招くことをできるだけ避け，奏効が得られた場合にはConversion治療の可能性を常に念頭におくことが長期生存をもたらす．残念ながら治療抵抗性の場合でも，集学的な後治療が予後の改善

Sorafenib治療後の予後に関わる因子		n	生存期間（月）	p値
CP	A	41	9.9	0.04
	B	36	4.2	
肝内病変	5個未満	29	9.2	0.78
	5個以上	51	7.3	
最大腫瘍径	30 mm未満	38	9.9	0.22
	30 mm以上	46	6.1	
主要脈管侵襲	あり	21	3.6	<0.01
	なし	57	9.9	
肝外病変	あり	45	6.3	0.07
	なし	35	9.4	
後治療	あり	58	9.9	<.0001
	なし	19	1.7	
TACE	あり	14	17.8	<0.01
	なし	63	5.7	
HAIC	あり	30	10.1	0.04
	なし	47	5.6	

Kaplan-Meier法, Log-rankテスト

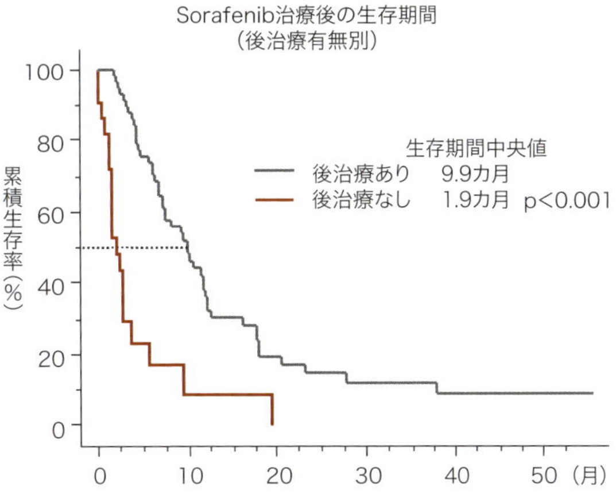

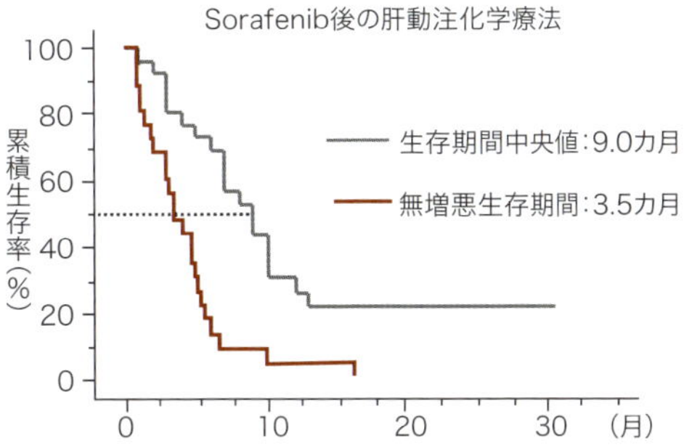

Sorafenib治療後の生存期間（後治療有無別）
- 後治療あり 生存期間中央値 9.9カ月
- 後治療なし 1.9カ月 p<0.001

Sorafenib後の肝動注化学療法
- 生存期間中央値：9.0カ月
- 無増悪生存期間：3.5カ月

n=27	CR	PR	SD	PD	NE	ORR(%)
抗腫瘍効果	0	8	9	9	1	30

図8

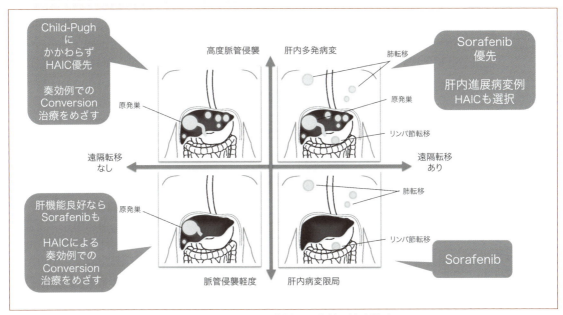

図9　BCLC stage C症例への当科の治療戦略

をもたらす可能性があることを忘れてはならない．

　Sorafenibを凌駕する1st lineの分子標的治療薬や，Sorafenib後の二次治療に用いる薬剤はいまだ確立できていない．引き続き臨床試験を進めていくとともに，肝予備能低下例でも使用可能な薬剤の開発ならびに用量の設定も期待される．また効果予測や副作用予測に有用なバイオマーカーの確立も必要であろう．HAICは日本で広く施行されているが，治療法を標準化して質の高いエビデンスを集積して世界に発信していく必要性もあろう．

▶ **References**

1) Llovet JM, Ricci S, Mazzaferro V et al : Sorafenib in advanced hepatocellular carcinoma. N Engl J Med 359 : 378-390, 2008
2) Cheng AL, Kang YK, Chen Z et al : Efficacy and safety of sorafenib in patients in the Asia-Pacific region with advanced hepatocellular carcinoma: a phase III randomised, double-blind, placebo-controlled trial. The Lancet Oncology 10 : 25-34, 2009
3) Bruix J, Raoul JL, Sherman M et al : Efficacy and safety of sorafenib in patients with advanced hepatocellular carcinoma: subanalyses of a phase III trial. J Hepatol 57 : 821-829, 2012
4) Cheng AL, Guan Z, Chen Z et al : Efficacy and safety of sorafenib in patients with advanced hepatocellular carcinoma according to baseline status: subset analyses of the phase III Sorafenib Asia-Pacific trial. Eur J Cancer 48 : 1452-1465, 2012
5) Chung YH, Song IH, Song BC et al : Combined therapy consisting of intraarterial cisplatin infusion and systemic interferon-alpha for hepatocellular carcinoma patients with major portal vein thrombosis or distant metastasis. Cancer 88 : 1986-1991, 2000
6) Obi S, Yoshida H, Toune R et al : Combination therapy of intraarterial 5-fluorouracil and systemic interferon-alpha for advanced hepatocellular carcinoma with portal venous invasion. Cancer 106 : 1990-1997, 2006

＊　　　＊　　　＊

シンポジウム　Sorafenibが肝癌診療に与えたインパクト―5年間2万例の使用を振り返って―

Sorafenibの効果予測因子，バイオマーカー

Predicting the efficacy of sorafenib in hepatocellular carcinoma

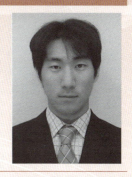

竹田 治彦[1,2]　大﨑 往夫[1]

[1] 大阪赤十字病院消化器内科　[2] 京都大学大学院医学研究科消化器内科学

Key Words ▶ Sorafenib，肝細胞癌，奏効，バイオマーカー，ゲノム解析

Abstract ▶ Sorafenibが本邦で承認され5年が経過し，肝癌に対する標準治療として日常臨床に広く浸透してきた．しかしながら，他癌腫に対する分子標的治療でなされてきたような，発現蛋白や遺伝子異常といったバイオマーカーに基づく個別化医療は，Sorafenib時代においていまだ実現できていない．その抗腫瘍効果を享受できる患者層の選別を目指して，最近では，Sorafenib投与前の臨床因子や早期画像変化，各種有害事象と奏効との関連，さらに血清サイトカインや癌組織の遺伝子解析など，さまざまな観点から治療効果予測が試みられてきている．この5年間に発表されたSorafenibの予後予測因子，効果予測因子に関する報告を振り返り，さらに，昨年までに全国赤十字病院で集積した465症例の臨床データ解析およびゲノム解析（近畿大学ゲノム生物学教室との共同研究）から，奏効に関わるバイオマーカー研究の進捗を報告する．

1 はじめに

　本邦における5年間2万例のSorafenib使用経験の中で，われわれは少数とはいえ著効例を経験してきた．一方で，手足症候群や肝障害など重大な有害事象が多く報告されており，治療経過や予後に大きく影響を与えてきたことも事実である．どのような症例にSorafenibが有用であるか，いまだコンセンサスの得られていない疑問に答えを出すべく，治療効果と有害事象の予測に関する研究が世界中で行われている．本邦でも承認5周年を迎え，症例が集積される中で，ようやくバイオマーカーに関する研究結果も集積されてきた．まだバイオマーカーに基づいた治療戦略の実現にはほど遠いが，これまでにわかってきたことをまとめ，これから解決すべきことについて考えるきっかけとしたい．

2 背景

1. 癌化学療法とバイオマーカー

　バイオマーカーとは通常の生物学的過程，病理学的過程，もしくは治療的介入に対する薬理学的応答の指標として，客観的に測定され評価される特性と定義される．広義には日常診療で用いられるバイタルサインや，生化学検査，血液検査，腫瘍マーカーなどの各種臨床検査値や画像診断データなどが含まれる[1]．他癌腫診療においてはすでにバイオマーカーに基づく治療効果予測，ならびに個別化医療の実践例が散

見される．例えば乳癌ではエストロゲンレセプターをはじめとしたホルモンレセプター，HER2の過剰発現有無などによって薬剤の感受性を予測し治療レジメンの細かい使い分けがなされている[2]．非小細胞肺癌ではEGFR変異症例にゲフィチニブやエルロチニブ，EML4-ALK転座陽性例にクリゾチニブといった遺伝子異常に基づく薬剤選択が日常臨床で行われ，治療前の遺伝子検索が必須の時代となった[3]．消化器癌においても，胃癌におけるHER2過剰発現，大腸癌におけるRAS変異が治療レジメン選択に欠かせないことは，あえて述べるまでもない[4,5]．このように，バイオマーカーとしての遺伝子異常に基づく個別化医療は，すでに多くの癌腫で進められている．

2. 肝細胞癌（HCC）におけるバイオマーカー探索

一方で，肝癌の化学療法に関しては，その効果を予測するバイオマーカーの開発が十分に進んでいない現実がある．唯一の全身化学療法ともいえるSorafenib療法の歴史が浅く，解析に耐えうる症例数集積が困難であったこと，効果予測の方法に議論が続いたこと，カテーテル治療をはじめとした局所療法が本邦で発達し，種々の前治療や後治療による集学的治療が日常臨床で行われていることなどが背景としてあげられる．しかしながら，これまで国内外より効果予測に関するいくつかの興味深い報告がなされており，本研究会でもしばしば取り上げられてきた．

3 Sorafenibの効果予測因子（これまでの報告）

1. SHARP試験の血清バイオマーカー探索研究

Sorafenibのバイオマーカー研究として，いち早くわれわれの目に飛び込んできたのは，プラセボ対照無作為割付二重盲検で行われた第III相試験であるSHARP試験の血清マーカー解析であろう[6]．本研究ではSHARP試験登録症例を対象に全生存期間および無増悪生存期間を層別化できる血清マーカーの探索が行われた．VEGFR，Angiopoetin 2，c-KIT，HGFなどの因子を解析したところ，VEGF高値，Angiopoetin 2高値の症例では全生存期間のカプランマイヤー曲線が下回り，Log rank検定で有意に生存率が悪いことが示された．しかし，本論文は「Sorafenibの治療効果を予測する統計学的に有意な因子は同定できなかった」と結んでいる．すなわち，プラセボ群においても同様の因子が予後を層別することができたため，当該因子はSorafenibの治療効果を予測したのではなく，肝癌そのものの予後不良因子として特定された，ということである．効果予測に関する多数の学会発表が相次ぐ中で，何をもって治療効果としているか（画像評価か生存期間か），統計学的に抽出された因子が何を予測するのか（prognostic markerかpredictive markerか），といった本質的なポイントを，われわれに訓示してくれた報告でもあった．

2. 血清マーカーに着目して

HCCの腫瘍マーカーの治療後早期の変化に着目した複数の検討が報告されている（治療開始後早期（2,4週）でのAFP上昇は効果不良を予測[7]，開始8週後のAFP 20％以上低下は予後良好因子[8]，開始後2週間でのPIVKA-II上昇はlonger TTPを予測[9]）．

また，Sorafenibのターゲットとして血管新生関連因子が注目されてきたが，その代表格であるVEGFをはじめとして，血管新生に係る血清蛋白に注目した報告も散見される．例えば，開始8週後の血中VEGF濃度低下は良好なOSと関連するという報告[10]や，血管新生に関わる8つの血清マーカーによる奏効や予後予測の報告[11]などがあり，非常に興味深い．

3. 有害事象に着目して

有害事象と治療効果との関連については，K-RAS野生型の大腸癌に対するセツキシマブや膵癌に対するエルロチニブの治療効果と皮疹の関連などがよく知られている[12]．肝癌に対するSorafenibについても，治療早期の皮膚症状を中心とした有害事象と治療効果の関連について考察した報告が複数認められた[13-15]．

4. 遺伝子異常に着目して

奏効例のバイオマーカー検索については以前よりゲノム解析に目を向けられていたが，2013年，本邦におけるSorafenib奏効例の病理組織のゲノム解析より，FGF3/4遺伝子増幅とSorafenib奏効の関連が報告された[16]．また，2014年にはLlovetがVEGF-A遺伝子増幅をSorafenib奏効の予測マーカーの候補としてあげている[17]．

5. 本邦における完全奏効(CR)例の集積

これまで少数ながらSorafenib投与後にCRを達成したHCCの症例が報告されてきた．全国3,047例のデータと18例のCR症例の患者背景を統計学的に比較した2014年の報告では，CR群を特徴づけるものとして，女性，低体重，臨床病期早期，有害事象(皮膚症状，高血圧など)があげられている[18]．

6. 小括

5年間2万例の症例蓄積により，奏効例が蓄積され，奏効例の統計学的な解析が可能となってきた．いまだコンセンサスは得られていないものの，血液検査所見，有害事象，画像所見，新規血清マーカー，ゲノム異常などのさまざまなバイオマーカーが報告されてきている．

4 全国赤十字病院における効果予測因子の探索研究

1. 全国赤十字病院肝疾患ネットワークでの症例集積

2013年9月までに全国の赤十字病院14施設(旭川赤十字病院，大阪赤十字病院，大津赤十字病院，大森赤十字病院，京都第一赤十字病院，高松赤十字病院，長崎赤十字原爆病院，名古屋第二赤十字病院，那須赤十字病院，日本赤十字社医療センター，前橋赤十字病院，松江赤十字病院，松山赤十字病院，武蔵野赤十字病院．50音順)で465例の切除不能肝癌に対してSorafenibを投与した．全症例につき，治療前因子および治療経過につき詳細にデータを収集した．

2. 検討項目，方法

今回の検討では，1カ月以上薬剤投与継続され，画像評価，腫瘍マーカーなどの臨床データが十分な316例を対象とし，その臨床データを集積し，治療効果と関連する治療前因子および治療関連因子を多変量解析で抽出した．治療効果は，modified RECISTによる最良効果とした．評価項目は治療前因子として年齢性別など患者因子，肝予備能，腫瘍因子，治療関連因子として前治療や治療1カ月後のAFP変化，有害事象などである．部分奏効(PR)以上の最良効果を認めたresponder群と，安定(SD)ないし増悪(PD)であったnon-responder群の2群間で，これらの項目を比較検討した．

3. 治療効果

最良効果はCR 4例，PR 51例，SD 136例，PD 125例．奏効率は17.4％，病勢制御率は60.4％であった．SHARP試験をはじめとした複数の試験より奏効率が高いのは，症例選択の際にNot evaluable(NE)の症例を除外していること，判定にmodified RECISTを使用していることなどが影響したと考えられる．

4. 効果予測因子の解析

単変量解析の結果，治療前血清LDH＜240 IU/L($p = 0.047$)，DCP＜500 mAU/mL($p = 0.018$)，女性(0.003)，1カ月後の20％以上のAFP低下($p = 0.029$)が有意にresponder群と関連する因子であった．

単変量解析で$p<0.2$であった8項目を投入因

子として，多重ロジスティック解析による多変量解析を施行したところ，女性（p＝0.001），1カ月後の20％以上のAFP低下（p＝0.042）が有意にresponder群と関連する因子として抽出された．性差については，体重当たりの投与量をはじめとしたそれぞれの患者背景をさらに検討したところ，女性のほうが有意に高齢で低体重である一方で，女性のほうが初回減量投与例が多い傾向にあり，体重当たりの投与量は女性のほうがむしろ少ない結果であった．

5. 小括

各地域の基幹病院での実臨床データを集積し，効果予測因子につき検討した．上述の既報と同様，性差と奏効の関連の可能性が示唆された．肺癌に対するゲフィチニブで，当初奏効因子といわれた東洋人女性の背景に後にEGFR遺伝子変異が同定されたように，背景に潜む奏効予測因子がないか，ゲノム解析を含めてその意義を見いだすことが今後の課題である．また，既報どおり，投与1カ月でのAFPの20％以上の低下は，最良効果判定と関連した．Palliative な chemotherapyとして，Sorafenibは多くの症例では抗腫瘍効果と有害事象のバランスを考えながら投与継続する必要がある．Sorafenibは継続投与後に奏効を認めるケースが散見され，投与初期に奏効を予測できることは治療戦略を練るうえで重要と考えられる．しかしながら，今回の臨床データの検討では，決定的な治療前効果予測因子の特定には至らなかった[19]．

5 腫瘍組織のゲノム解析

1. 対象と方法

上記各施設で倫理委員会の承認を得たうえで，これまでに64症例で同意を得てSorafenib治療前の腫瘍組織を採取した．基本的に，治療前に22Gの吸引針を用いて超音波ガイド下経皮的肝生検を行った．HCC術後早期の肝内再発の症例については，手術検体を解析対象とした．検体はいずれも日常臨床での応用を視野に入れ，一般臨床で施行されるホルマリン固定，パラフィン包埋を行い，薄切標本を作成，未染スライド10枚を作成し，近畿大学ゲノム生物学教室で測定，解析いただいた．

遺伝子変異解析，遺伝子発現解析，コピー数解析を予定し現在解析を進めているが，今回は現在進行中の遺伝子変異解析（次世代シーケンサー（NGS）による50遺伝子の遺伝子変異測定）の経過につき報告した．今回測定に用いたNGSはLife Technologies社のIon PGM™システムである．

2. 結果

まず，凍結標本ではなくホルマリン固定標本でNGS解析が可能かどうかを検証した．測定に必要な核酸量は10～20 ngであるが，これまでに測定したサンプル（29検体）については測定に十分な核酸量が抽出され，測定成功率は100％であった．遺伝子変異検索を行った50遺伝子における平均リード数は，約1,000リードで，2％程度の感度での遺伝子変異検出が可能と考えられた．また，どの遺伝子においてもリード数のばらつきが少なく検体の質が良好であったと考えられる．

29検体中，半数以上の17例で，1～2個の遺伝子変異が検出された．既報と同じく，βカテニン（CTNNB1），TP53などの変異が高頻度に認められた．画像効果判定との関連については，現時点で症例数が少ないため評価困難であったが，RECIST判定ではnon-PRの症例でNRASをはじめとしたいくつかの癌遺伝子の変異が検出された．

さらに，他グループで集積した奏効例のゲノム解析結果も含めて，近畿大学ゲノム生物学教室でより多い症例数での解析を実施されており，奏効と関連する可能性のある遺伝子変異が候補にあがってきている．詳細は教育講演で話

されたとおりである.

3. 考察

本ゲノム解析は測定/解析段階にあり, 解析終了した症例数がまだ少ないことから統計学的に奏効予測因子を割り出すには至っていない. しかし, 今回凍結標本ではなくパラフィン固定標本でNGSでの良好な測定が可能であったことは, 今後症例数を増やしていくにあたり, まず重要な結果であったと考えられる. サンプル数が蓄積されて統計解析に足る症例数が得られれば, NGSの解析結果と奏効の関連についての新しい知見が得られるかもしれない.

6 今後の展望

Sorafenibが実臨床に登場してからの5年間, 臨床データに基づく予後予測, 効果予測が盛んに行われ, 多数の知見が蓄積してきた. 奏効例を予測するゲノム異常についての研究成果が現実味を帯びてきた. 奏効例の予測が可能になれば, 集学的治療におけるSorafenibの位置づけがより明確になる可能性がある. HCCの新薬がコンパニオン診断のもとで開発される時代になり, Sorafenibの治療効果予測もゲノムレベルでなされる時代が到来すると期待したい.

謝辞：本稿執筆にあたり, 武蔵野赤十字病院副院長泉並木先生をはじめ, 全国赤十字病院肝疾患ネットワーク参加各病院の先生方, 近畿大学医学部ゲノム生物学教室の西尾和人先生, 坂井和子先生, 大阪赤十字病院消化器内科および病理部スタッフの先生方に大変お世話になりました. この場をお借りして, 深く御礼申し上げます.

▶ References

1) Biomarkers Definitions Working Group : Biomarkers and surrogate endpoints: preferred definitions and conceptual framework. Clin Pharmacol Ther 69 : 89–95, 2001
2) 科学的根拠に基づく乳癌診療ガイドライン1　治療編2013年版　金原出版, 東京
3) 日本肺癌学会肺癌診療ガイドライン2012年版
4) Bang YJ, Van Cutsem E, Feyereislova A et al : ToGA Trial Investigators. Trastuzumab in combination with chemotherapy versus chemotherapy alone for treatment of HER2-positive advanced gastric or gastro-oesophageal junction cancer (ToGA): a phase 3, open-label, randomised controlled trial. Lancet 376 : 687–697, 2010
5) 大腸癌研究会大腸癌診療ガイドライン2014年版　金原出版, 東京
6) Llovet JM, Peña CE, Lathia CD et al : SHARP Investigators Study Group. Plasma biomarkers as predictors of outcome in patients with advanced hepatocellular carcinoma. Clin Cancer Res 18 : 2290–2300, 2012
7) Kuzuya T, Asahina Y, Tsuchiya K et al : Early decrease in α-fetoprotein, but not des-γ-carboxy prothrombin, predicts sorafenib efficacy in patients with advanced hepatocellular carcinoma. Oncology 81 : 251–258, 2011
8) Personeni N, Bozzarelli S, Pressiani T et al : Usefulness of alpha-fetoprotein response in patients treated with sorafenib for advanced hepatocellular carcinoma. J Hepatol 57 : 101–107, 2012
9) Ueshima K, Kudo M, Takita M et al : Des-γ-carboxyprothrombin may be a promising biomarker to determine the therapeutic efficacy of sorafenib for hepatocellular carcinoma. Dig Dis 29 : 321–325, 2011
10) Tsuchiya K, Asahina Y, Matsuda S et al : Changes in plasma vascular endothelial growth factor at 8 weeks after sorafenib administration as predictors of survival for advanced hepatocellular carcinoma. Cancer 120 : 229–237, 2014
11) Miyahara K, Nouso K, Tomoda T et al : Predicting the treatment effect of sorafenib using serum angiogenesis markers in patients with hepatocellular carcinoma. J Gastroenterol Hepatol 26 : 1604–1611, 2011
12) Stintzing S1, Kapaun C, Laubender RP et al : Prognostic value of cetuximab-related skin toxicity in metastatic colorectal cancer patients and its correlation with parameters of the epidermal growth factor receptor signal transduction pathway: results from a randomized trial of the GERMAN AIO CRC Study Group. Int J Cancer 132 : 236–245, 2013
13) Reig M, Torres F, Rodriguez-Lope C et al : Early dermatologic adverse events predict better outcome in HCC patients treated with sorafenib. J Hepatol 61 : 318–324, 2014
14) Vincenzi B1, Santini D, Russo A et al : Early skin tox-

icity as a predictive factor for tumor control in hepatocellular carcinoma patients treated with sorafenib. Oncologist 15 : 85-92, 2010

15) Cho JY, Paik YH, Lim HY et al : Clinical parameters predictive of outcomes in sorafenib-treated patients with advanced hepatocellular carcinoma. Liver Int 33 : 950-957, 2013

16) Arao T, Ueshima K, Matsumoto K et al : FGF3/FGF4 amplification and multiple lung metastases in responders to sorafenib in hepatocellular carcinoma. Hepatology 57 : 1407-1415, 2013

17) Llovet JM : Focal gains of VEGFA: candidate predictors of sorafenib response in hepatocellular carcinoma. Cancer Cell 25 : 560-562, 2014

18) Shiba S, Okusaka T, Ikeda M et al : Characteristics of 18 patients with hepatocellular carcinoma who obtained a complete response after treatment with sorafenib. Hepatol Res, 2014 (in press)

19) Takeda H, Nishikawa H, Osaki Y et al : Clinical features associated with radiological response to sorafenib in unresectable hepatocellular carcinoma: a large multicenter study in Japan. Liver Int, 2014 (in press)

* * *

シンポジウム　Sorafenibが肝癌診療に与えたインパクト―5年間2万例の使用を振り返って―

新規分子標的薬剤の動向と展望

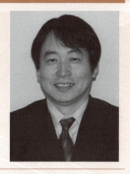

New molecular targeted agents for HCC：current status and future prospective

工藤 正俊

近畿大学医学部 消化器内科

Key Words ▶ 肝細胞癌，分子標的薬，臨床試験，バイオマーカー

Abstract ▶ 2009年Sorafenibの発売承認以来，さまざまな新規分子標的薬についてのグローバル臨床試験が行われた．進行肝癌に対する1st line，2nd lineおよびTACE併用試験および根治後のAdjuvant settingの試験が行われたが，その13試験のすべてが失敗に終わっている．しかしながら，現在進行中の1st lineのレンバチニブおよび2nd lineのレゴラフェニブ，チバンチニブは極めて期待のもてる薬剤である．さらに最近の傾向として，バイオマーカーをベースとしたPersonalized Clinical Trialが積極的に試みられるようになっている．そのうち代表的なのが，c-Met highの患者さんに対するc-Met inhibitor（チバンチニブ，カボザンチニブ）であり，RAS Mutationのある患者さんに対するMEK inhibitor（レファメチニブ）およびPhase Ⅱではあるが，TGF-βの高発現患者に対するTGF-β receptor阻害剤である．これらのように従来のAll comerに対する臨床試験から特定のバイオマーカーを使ってSelectionしたPersonalized Biomarker Based Clinical Trialが今後主流となり肝癌の新規分子標的薬の臨床試験が成功することが期待される．

1 はじめに

Sorafenibが2009年5月に承認となった．それ以降，さまざまな薬剤が進行肝癌に対する1st line，2nd lineおよび根治後のAdjuvantやTACE Combinationで試みられてきたが，現在のところことごとく失敗に終わっている．

本稿ではこれら新規薬剤の開発状況と今後の展望について概説する．

2 これまでのPhase Ⅲ trial

1. Adjuvant setting

これまで2つの臨床試験が行われてきた．ペレチノインとSorafenibを使ったSTORM試験である．この2本の臨床試験ともにPrimary endpointを満たすことができず失敗に終わっている（図1）[1,2]．

2. TACE Combination

これまでに3つのPhase Ⅲ Studyが行われている．日本と韓国を中心としたPost TACE試験[3]，およびブリバニブを用いたBRISK-TA試験[4]，およびオランチニブを用いたORIENTAL試験である．これらもことごとく失敗に終わっている．

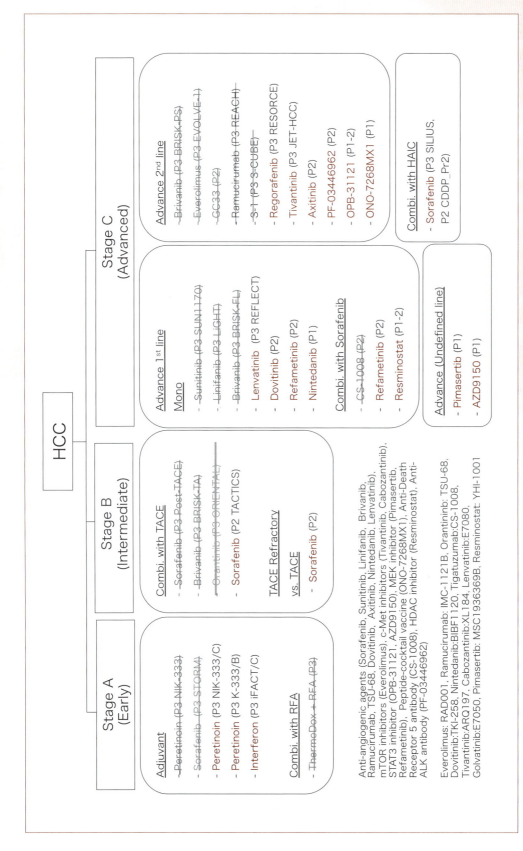

図1 Clinical trials in HCC (Japan)

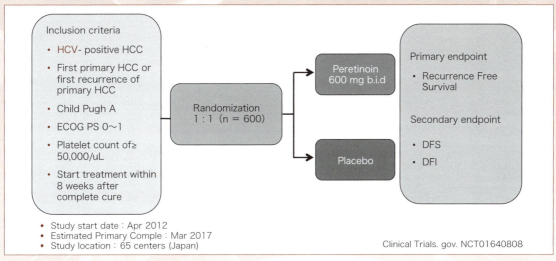

図2 NIK-333 Adjuvant Trial
Peretinoin vs. Placebo after curative resection/ablation
● Investigation of the Efficacy and Safety to Suppress Recurrence of HCV-Positive HCC, Multicenter, Randomized, Double-blind, Placebo-controlled, Parallel-group Study

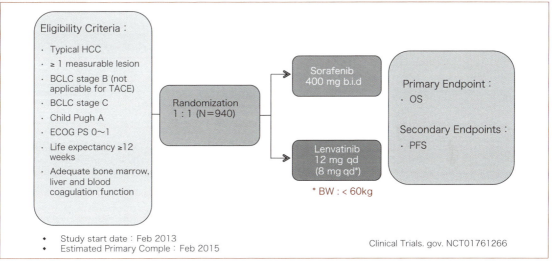

図3 Ph3 Lenvatinib vs. Sorafenib（REFLECT）

ブリバニブについては抗腫瘍効果は示せたものの，プラセボとの間には優位なOSの差は証明できず失敗に終わっている（図1）．

3. 進行肝細胞癌に対する1st lineの薬剤

進行肝細胞癌に対する1st lineの薬剤では，スニチニブ[5]，リニファニブ[6]，ブリバニブ[7]などがSorafenibとのhead-to-head試験が行われたがことごとく失敗に終わっている（図1）．

4. 進行性肝細胞癌に対する2nd lineの薬剤

進行肝細胞癌に対する2nd lineの治療としては，ブリバニブ[8]，エベロリムス[9]，ラムシルマブ[10]がプラセボ対象で試験が行われたが，すべて失敗に終わっている（図1）．殺細胞性抗癌剤であるがS-1も2nd lineの薬剤として臨床試験が行われたが，これもPrimary endpointを満たすことはできなかった．

表1 Ph3 Advance 2nd line trial（Japan）

Study drug（trial name）Company	MOA	N	Start	Expected P-comp. date (P-EP)	Results
Brivanib[1]（BRISK-PS）BMS	MKI	395	Feb 2009	Nov 2011（OS）	Failed（2012） OS：9.4 vs. 8.2 HR 0.89（0.69～1.15）， $P=0.3307$
Everolimus[2]（EVOLVE-1）Novartis	mTOR-I	546	Apr 2010	Sep 2013（OS）	Failed（2013） OS：7.6 vs. 7.3 HR 1.05（0.86～1.27）， $P=0.675$
Ramucirumab（REACH）Lilly	mAb VEGFR-2	565	Oct 2010	Mar 2014（OS）	Failed
S1（S-CUBE）Taiho	Cytotoxic agent	330	Oct 2009	Aug 2013（OS）	Failed
Regorafenib（RESORCE）Bayer	MKI	530	May 2013	Oct 2015（OS）	
Tivantinib（JET-HCC）Kyowa-Kirin	Met-i	160（MET-high）	Jan 2014	Dec 2016（PFS）	

（1：文献8より引用，2：文献9より引用）

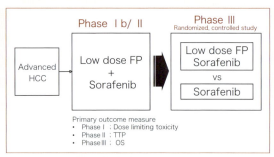

図4 SILIUS Trial（Sorafenib In combination with-Low-dose FP intraarterial InfUSion chemotherapy），www.clinicaltrials.gov : Trial number ; NCT00933816

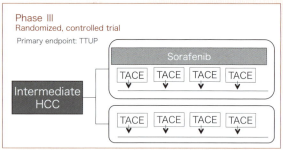

図5 TACTICS Trial（Transcatheter Arterial Chemo-embolization Therapy In Combination with Sorafenib）

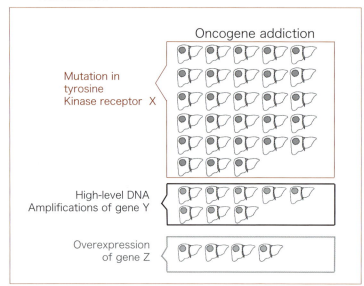

図6

（Cited by Villanueva A, Journal of Hepatology 59：392-395, 2013）

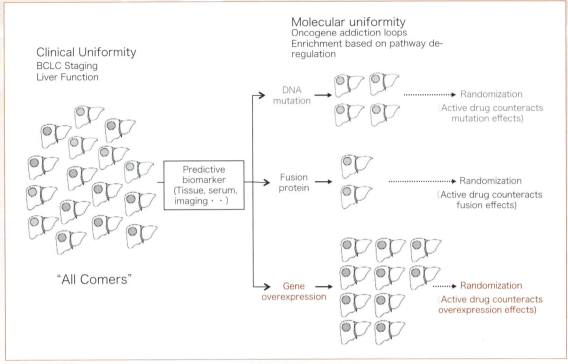

図7 Molecular based Trial design
(Cited by Villanueva A, Journal of Hepatology 59 : 392–395, 2013)

表2 New Paradigm of MTT：Personalized Targeted Therapy

- c-Met inhibitor（Tivantinib, Cabozantinib）
- MEK inhibitor（Refametinib）（RAS Mutation＋）
- TGF-β Receptor inhibitor（high expression）

したがって，13本のPhase Ⅲの大規模試験がすべて失敗に終わったことになる(図1)．

3 現在進行中のPhase Ⅲおよび Phase Ⅱの薬剤

現在は，Phase Ⅲで進行中の薬剤は切除・RFA後のadjuvantのNIK333（図2），進行肝細胞癌に対する1st lineのレンバチニブ（図3），2nd lineではレゴラフェニブ，チバンチニブが進行中である（表1）．進行肝細胞癌に対する動注化学療法とSorafenibの併用試験もSILIUS trial（Phase Ⅲ）として進行中であり，登録は終了し，現在event待ちで2015年6月にKey open予定となっている（図4）．

Phase Ⅱとしては，TACE CombinationでSorafenibを用いるTACTICS試験（図5），および進行肝癌に対してDovitinib，Refametinibなどが進行中である．Sorafenibとの併用ではRefametinibおよびResminostatが進行中である（図1）．アキシチニブもPhase Ⅱ試験が行われ，これは2014年のESMOで発表されたが，Primary endpointにmeetすることができなかった．動注化学療法との併用では，Sorafenibとの併用試験であるCDDP_Pr2も進行中である（図1）．

また，Adjuvant settingではペレチノインがC型肝炎に対してNIK333 Trialが再開されているが（図2）さらにはB型肝炎に対してもPeretinoin Trialが進行中である．

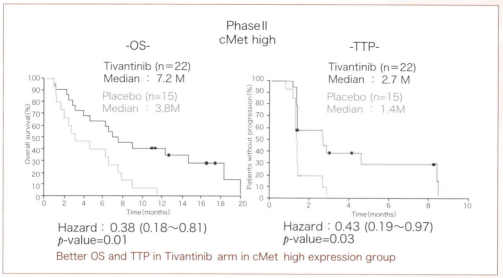

図8　Tivantinib vs. Placebo, Phase II

(Santro A et al, 2013)

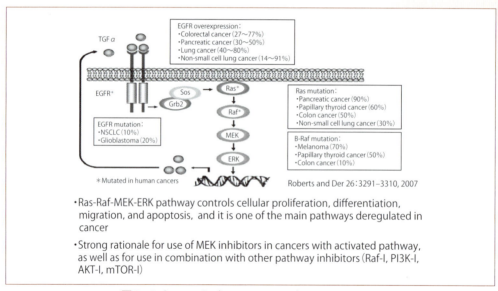

図9　Refemetinib（BAY 86～9766）MEK Inhibitor
　　　Medical/Scientific Rationale and Objectives

4 今後の新しい展開：Personalized Biomarker Based Clinical Trial

　今後の新しい展開としては，図6に示すように従来Oncogene addictionと呼ばれるようなものをターゲットとした阻害剤がほかの癌腫では積極的に試みられてきた．ところが，肝細胞癌においては明らかなDriver mutationはいまだみつかっていないために臨床的（BCLC stagingと肝機能）に均一とみなせる集団を対象としたものに対してAll Comersで臨床試験が行われてきた．しかしながら今後はAll ComersからBiomarkerによるSelection-basedで臨床試験を

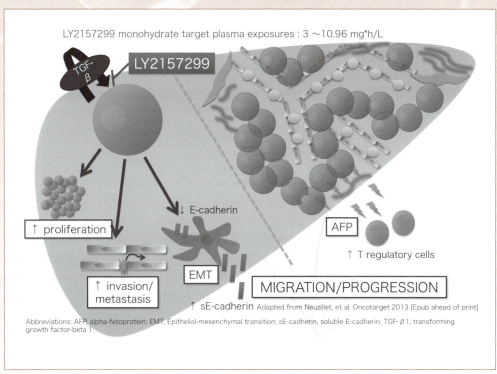

図10　Role of TGF-β Signaling in HCC Role of Modulation in E-cadherin, AFP and T Regulatory Cells

表3　Summary of Time-to-Event Variables AFP Responders have Improved TTP and OS

Group	TTP			OS		
	No.	Time, Wk	HR (95% CI)	No.	Time, Wk	HR (95% CI)
All patients	109	12.0		109	36.0	
300 mg	72	10.0	1.25	72	29.7	1.21
160 mg	37	12.1	(0.75, 2.07)	37	38.3	(0.75, 1.95)
≥200 ng/mL AFP	74	12.1	1.06	74	29.6	1.55
<200 ng/mL AFP	34	11.5	(0.64, 1.78)	34	52.4	(0.94, 2.55)
AFP responders	25	18.6	0.30	25	93.1	0.35
AFP non-responders	78	6.6	(0.16, 0.58)	78	29.6	(0.19, 0.65)

Abbreviations：AFP, alpha-fetoprotein；CI, confidence interval；HR, hazard ratio；OS, overall survival；TTP, time-to-tumor progression.

行うMolecular based TrialあるいはPersonalized Trial Designが今後用いられていくと思われる（図7，表2）．現にc-Met inhibitorであるチバンチニブやカボザンチニブでは明らかにc-Metが高発現のグループに対してはチバンチニブによりOSもTTPも延長効果がみられる（図8）．このようなことから現在のPhase Ⅲにおいては，チバンチニブがc-Met高発現群のみを対象とした2nd line試験が行われている．すなわちc-MetをBiomarkerとしてSelectionしたPersonalized Trial（Phase Ⅲ）が行われている．

またRefametinibもMEK inhibitorであるが，RAS変異を伴うものに対しては治療効果が期待されているためRAS変異陽性群のみをselection

表4 TGF-β1 response correlated with OS

TGF-β1 Baseline Category	% Patients with <20% TGF-β1 reduction N=49/103（48%） Median OS = 4.0 mo	% Patients with ≥20% TGF-β1 reduction N=54/103（52%） Median OS = 12.1 mo
< 3411 pg/mL (better prognosis) N = 53/103（51%） Median OS 9.3 mo*	60% 7.2 mo（4.5, 11.6）	40% 12.5 mo（8.8, 22.1）
≥ 3,411 pg/mL (poorer prognosis) N = 50/103（49%） Median OS = 4.7 mo*	34% 2.3 mo（1.9, 2.7）	66% 11.6 mo（4.9, 14.5）

*Based on all patients at baseline（53 and 56 respectively）;（6 patients in ≥ 3,411 pg/mL had no post baseline TGF-β1 results）

Abbreviations：CI, confidence interval ; OS, overall survival ; TGF-β1, transforming growth factor-beta 1

した臨床試験が行われている（図9）．

もう1つの有望な薬剤としてTGF-β阻害剤があげられる．TGF-β阻害剤の役割としては増殖や浸潤転移あるいはEMT，AFPの活性化・上昇などに関わっているとされる（図10）．Phase Ⅱの結果ではあるが，AFPが20％以上下がるresponderについてはTTPもOSもそれぞれHazard ratio 0.30，0.35と極めて良いresponseを示している（表3）[11]．また，TGF-β responseについても20％以上TGF-βが低下した症例は半数近くあるが，その群で分けるとMedian OSが4カ月から12.1カ月と3倍もの予後延長効果がある．さらにはBaselineのTGF-βレベルをMedianの3,411 pg/mLで区切るとBaselineで3,411 pg/mL以上でTGF-β responseがないもののOSが2.3カ月に対し，TGF-β1 reductionが得られたものについては11.6カ月と極めて大きな差がみられる．またBaselineが3,411 pg/mL以下のものでTGF-β1のresponseが得られなかったものは7.2カ月に対して，responseが得られたものは12.5カ月とこれも有意に差がついている（表4）．したがってBaselineのTGF-βをBiomarker selectionとして次の臨床試験に進む可能性が極めて高いと思われる．

5 おわりに

現在までAll Comerで13のPhase Ⅲの臨床試験が行われてきたが，今後はBiomarkerを基準にしてSelectionを行うPersonalized Clinical Trialが主流になってくると思われる．さらにはひとつひとつのBiomarkerをひとつずつやっていくと時間もお金も無駄にかかってしまうため，米国で現在進行中のSquamous cell lung Cancerのマスタープロトコールのような手法[12]が肝癌にも取り入れられることが望ましいと考えられる．

▶ References

1) Okita K, Izumi N, Ikeda K et al : The Pretinoin Study Group: Survey of survival among patients with hepatitis C virus-related hepatocellular carcinoma treated with parerinoin, an acyclic retinoid, after the completion of a randmized, placebo-controlloed trial. Journal of Gastoroenterology, 2014 (in press)
2) Bruix J, Takayama T, Mazzaferro V : on bahalf of the STORM Investigators: STORM: A Phase III, randmized, double-blind, plasebo-controlled trial of adjuvant Sorafenib after resection or ablation to prevent recurrence of hepatocellular carcinoma. ASCO, 2014
3) Kudo M, Imanaka K, Chida N et al : Phase III study

of sorafenib after transarterial chemoembolisation in Japanese and Korean patients with unresectable hepatocellular carcinoma. Eur J Cancer 47 : 2117–2127, 2011
4) Kudo M, Han G, Finn RS et al : Brivanib as adjuvant therapy to transarterial chemoembolization in patients with hepatocellular carcinoma: A randomized phase III trial. Hepatology 60 : 1697–1707, 2014
5) Cheng AL, Kang YK, Lin DY et al : Sunitinib versus sorafenib in advanced hepatocellular cancer: results of a randomized phase III trial. J Clin Oncol 31 : 4067–4075, 2013
6) Cainap C, Qin S, Huang WT et al : Linifanib versus Sorafenib in patients with advanced hepatocellular carcinoma: results of a randomized Phase III trial. J Clin Oncol, 2014
7) Johnson PJ, Qin S, Park JW et al : Brivanib versus sorafenib as first-line therapy in patients with unresectable, advanced hepatocellular carcinoma: results from the randomized phase III BRISK-FL study. J Clin Oncol 31 : 3517–3524, 2013
8) Llovet JM, Decaens T, Raoul JL et al : Brivanib in patients with advanced hepatocellular carcinoma who were intolerant to sorafenib or for whom sorafenib failed: results from the randomized phase III BRISK-PS study. J Clin Oncol 31 : 3509–3516, 2013
9) Zhu AX, Kudo M, Assenat E et al : Effect of everolimus on survival in advanced hepatocellular carcinoma after failure of sorafenib: the EVOLVE-1 randomized clinical trial. JAMA 312 : 57–67, 2014
10) Zhu AX, Ryoo B, Yen CJ et al : LBA16-ramucirumab (RAM) as second-line treatment in patients (pts) with advanced hepatocellular caricnoma (HCC) following first-line therapy with sorafenib: results from the randomized phase III REACH study. ESMO, 2014
11) Faivre S, Santoro A, Kelley R et al : A Phase 2 study of a novel transforming growth factor-beta (TGF-beta) receptor I kinase inhibitor, LY2157299 monohydrate, in patients with advanced hepatocellular carcinoma (HCC). ASCO-GI, 2014
12) Trial offers new model for drug development. Cancer Discov : 266–267, 2014

* * *

Discussion

共催シンポジウム

【國土(司会)】共催シンポジウムは当番世話人の大﨑先生の強いご意向ということで，この会のテーマでありますSorafenibが肝癌診療に与えたインパクト．5年間，2万例の使用を振り返ってということで5人の演者の先生方にご講演いただくことになっています．バイエル社にうかがったところでは，現時点では日本で2万2千例を超える患者さんにSorafenibが投与されているということです．推定ですけれど全世界で今までに23万人ぐらいの患者さんに使われているそうです．この数字は腎癌も含めていますので半分を肝癌としますと，そのうち日本で20％ぐらいの患者さんに投与されています．国別では世界一の数ということになります．このようにたくさんの臨床経験がこの5年間で積み上げられたということは本当にすごいことだと実感いたします．その経験をふまえてということと，今日は最新の臨床研究のデータもご紹介いただくことになっていますので皆さま楽しみにしていただければと思います．まず「術後補助化学療法としての分子標的薬の意義」ということで日本大学消化器外科の高山忠利教授にお願いしたいと思います．

―発表(高山 忠利先生)―

【國土】高山先生，ありがとうございました．全世界が注目していたSTORM trialですが，結果としては残念ですが，結果の詳細と，結果についての考察をご講演いただきました．これはすべてBruix先生がASCOの本番で発表したスライドですね．そういう機会は今後もあまりないと理解していますので，今日は本当に貴重なご講演だったと思います．ディスカッションをしたいと思います．ご質問いかがでしょうか．

【泉】Primary endpointがrecurrence free survivalで，もうひとつtime to recurrenceですね．時間だと差がないけど，イベントだと差があったようにみえましたけど．

【高山】そうなんです．確かに両群間でイベント数が違います．実薬を飲ませた場合に副作用のため途中で止める人がでてくるので脱落してきます．そこでcensored caseになりイベント数が減ったという話を聞きましたが具体的にはよくわかりません．

【泉】もうひとつはアジュバントだとどうしても多中心性発生なのか，肝内転移かということがあって，最初に先生がだされたレチノイドなんかは多中心性発生を抑制するだろうというので設定されたプロトコルですね．おそらくSorafenibですと血管新生阻害なので，そうすると肝内転移を阻害することを主として目標として立てているのではないかと思いますが，そのへんの違いはどうでしょうか．

【高山】私もそう思います．肝内転移巣の進展を阻害することが主な作用メカニズムだと考えています．

【泉】ということは次の癌ができている，いわゆる多中心性発生を抑えるという考えではないということですね．

【高山】多中心性発癌を抑制する効果はないと思います．

【國土】先生が最後にディスカッションで追加されましたけど，仮説に用いた対象群での再発率の推定値が悪すぎたということですね．実際は再発が少なかったということで，5年再発率でみると仮説は対象群で20％．無再発率がSorafenib投与群で30％ぐらいに改善するというものでした．それが実際に蓋を開けてみると両方とも30％を超えていたということですね．

【高山】そうですね．術後5年目前後のところでmarginalな差があればfollow-upが足りないからもう少し経過をみると両群の差が開く可能性がありますけど，2本の生存曲線は全く重なってしまっているので，follow upの長さは本質的な問題ではないと私は思います．

【國土】なんで差が出なかったのかを考察したいのですが，あとはOSでみると5年で両方ともグラフでみると65～70％になりますね．これは相当いい数字ですね．背景因子を拝見しますと，例えば単発が91～93％ということで，再発率が低い集団を選んでしまったのかなと私個人的には思いますけど．

【高山】私も同感です．

【國土】だからといってもう少し再発率の高い別の集団でやるべきだとはいえないかもしれませんが……．

【高山】私たちは化学療法でもアジュバントとして使うときは，もっと進行した肝癌を対象に考えますけど，今回は比較的早期癌がより多く含まれる患者群が選ばれた感じがします．あれぐらいの好成績は出るかもしれません．

【國土】例えば，macrovascular invasionは初めから除外されていますから．私どもの施設でも単施設で探索的な臨床試験を始めたというところがあります．そういう集団にはひょっとしたら有効かもしれないと思います．

【泉】世界での共同試験なのでなかなか難しいと思います．病理組織とどうかとか，subanalysisでどうかというのに興味がありますけど，今後何かされる予定がありますか．

【高山】LlovetがSTORMでの肝切除サンプルを集めて，Bio-STORMという基礎的検討をしています．当科からも50症例の標本を提供しました．

【國土】ASCOの発表現場で話を聞いていた先生に何か一言いただきたいと思います．池田先生，いかがでしょうか．

【池田】はい．聞いていました．全体的にシュンとした感じで，せっかくの大規模なphase Ⅲが残念な結果だったという感じでみんなシュンとしていました．

【國土】質問の中で興味深いものがありましたか．

【池田】先々週の肝癌研究会でLlovetがおっしゃっていたことですが，投与期間が長い方は差がついたのではないかという話がでていましたが，確かアメリカが3カ月ぐら

いの投与期間で，ヨーロッパが8カ月ぐらい．日本は20カ月弱ぐらいということで，投与期間が全然違いますけど，プラセボとSorafenibで差がなかった．どのリージョンでも差がなかったということなので，投与期間だけでもなかったのかなと思いました．

【高山】そうですね．1番follow-upが長かった日本でも2群間に有意差がなく，アメリカでの結果とほとんど変わらなかったですね．したがって，観察期間の問題だけではないみたいです．

【國土】500対500というものすごく大きなスタディ・データそのものは非常に重要だと思います．

【高山】サンプルサイズ1,000例規模のメガトライアルでも分子標的薬の肝癌再発抑制効果を証明できないということは，アジュバント研究はもう少し違う視点で設定しないといい結果が生まれないのかなという気がします．

【國土】高山先生，ありがとうございました．2人目の演者をご紹介します．国立がん研究センター東病院，肝胆膵内科の池田公史先生です．先生には「BCLC stage BにおけるSorafenibの立ち位置－TACEからの切り替え・使い分け－」についてご講演いただきたいと思います．よろしくお願いいたします．

－発表（池田 公史先生）－

【國土】池田先生，ありがとうございました．BCLC stage Bに対するSorafenibの立ち位置．TACEとの関係でTACEの補助併用療法，それからTACEの効果が期待できない進行例．TACE不応例ということで分けて

ご講演いただきました．フロアからご質問いかがでしょうか．

【泉】最初はBCLCのサブ分類でB1のところ．Up-to 7ですね．あそこはTACEで欧米もわが国も納得しているわけで，日本のグループも同じですね．そこは異論がないですけど，B2のところです．B3，B4になるとChild-Pughが7～8点になってしまうのでSorafenibは使えないので，B2をどうするかということで，日本のも欧米のものもB3，B4とかなり重なっていますね．

【池田】そうですね．

【泉】ですから，B2の中でSorafenibに移行する症例をどう見分けるかというのが問題ですね．

【池田】そうだと思います．そこでうまく線引きができればいいですけど，B2の中でもTACEのほうがいい群もありますし，Sorafenibのほうがいい群があると思いますのでそこが難しい点だと思います．一概にSorafenibですと言えないところがあります．

【泉】もうひとつは，ART scoreのことをおっしゃいましたが，確かに私どもでやってみてもART scoreはあまり当てはまらなくて，日本だとAST，ALTがあんなに上がったり，Child-Pughが悪化するというのはTACEではあまりない．ペック先生とこのあいだディスカッションしましたが，TACEの技術が相当違う．Europe segmental TACEといっているけど，日本よりもカテーテルがcommonとかsegmentalになっていないのではないか．日本は本当にsegmental TACEになっていて，super-selective TACEをちゃんとやっているというのでALTが上がらな

Discussion

いではないか．したがって，ART scoreがあまり当てはまらないのではないかというコメントがありました．ART scoreがフィットすることは日本では難しいのではないかと思いますけど．

【池田】そうですね．まさしくそのとおりだと思っています．TACEの技術が全然違うところが1番影響しているのではないかと思っています．

【國土】BCLCのBではTACEができる症例はTACEをするというのはコンセンサスだと思います．そのあとの治療ですが，先生のご施設のデータではTACEのあとSorafenibと肝動注を比べるとSorafenibがよかったということですが，日本全体を見渡してみるといかがでしょうか．肝動注が広く行われていると思いますが．

【池田】そうですね．特に脈管浸潤例とかでは肝動注を行っている施設が結構あると思います．われわれが常々言っているのはTACE不応というのは結構多剤耐性になってきているので，いわゆるcytotoxic agentはなかなか効きづらいのではないかと思っています．そこは分子標的薬のほうが全く違った機序で効果を示しやすいのではないかと期待しています．

【國土】サブクラスの話になりますが，TACEをやる前からTACEをやらないほうがいいサブグループがあるだろうということですが，それについては今の段階では決定的なクライテリアはないという理解でよろしいでしょうか．

【池田】そういうふうに思っています．日本の先生方のTACEというのは技術が卓越しているのか，腫瘍が大きくてもコントロールしてしまうところもありますし，そこにうまいこと線引きするのが難しいのではないかと思っています．線を引くのであれば日本でスコアを使ってつくっていかないと，海外からでてくるデータでは駄目なのかもしれないと思います．

【國土】TACE不応の定義は今日ご紹介いただきましたけど，2回はやるということですね．2回やらないと決めないということですが，OPTIMISではどういう定義なのですか．ちょっと違うのですか．

【池田】OPTIMISでもTACE不応の基準は2回以上続くと定義されています．

【國土】RCTですから，ちゃんとしているでしょうから．

【池田】RCTではないのです．非介入試験なので登録して担当医がSorafenibに切り替える．もしくはTACEを続けると判断するということです．

【國土】なるほど．なかなか難しい試験だと思います．先生，どうもありがとうございました．

【泉（司会）】次に進ませていただきたいと思います．今まではBCLC stage A,Bですね．今度はCの話になります．最初は金沢大学消化器内科，荒井邦明先生で「BCLC stage CにおけるSorafenibの使い方：動注療法との使い分け・コンビネーション」ということでお話しいただきます．

―発表（荒井 邦明先生）―

【泉】ありがとうございました．最初にAsia-Pacific，SHARPから得られたSorafenibのどこが限界なのかという話をサブ解析の結果から，それと動注を主とした効果のお話をしていただいて，最後に分子標的薬を選ぶ

か動注かということでお話しいただきました．最初にSorafenibでサブ解析をなさった結果が日本人の持っている印象とちょっと違って，むしろ脈管浸潤がある症例のほうがSorafenibの効果があって，肝外転移に有意差がなかったというのがSHARP，Asia-Pacific試験のサブ解析ですね．何か逆なような気がしますけど．

【荒井】実際の印象と違いますけど，データを細かくみると両方とも確かにそういうデータでちょっと感覚と合わない点があるという印象があります．

【泉】金沢大学のデータも遠隔転移にはSorafenibよかったですね．

【荒井】決して悪いデータではなかったです．

【泉】そうですよね．遠隔転移の場所が違うとかそういうことですか．

【荒井】そうですね．遠隔転移でもAsia-Pacificの場合は肺転移の場合と，リンパ節転移の場合でハザードがだいぶ違っていまして，肺転移はハザードが1にかなり近くて，リンパ節転移のほうは0.6ぐらいだったと思います．遠隔転移の場所によってSorafenibの効果が違うのかもしれません．

【泉】私たちの印象とは逆で，脈管浸潤に効いて遠隔転移のほうが効かないというのはちょっと違う感じがしますけど．

【國土】Asia-Pacificでは確か，PVTTはハザードが1をまたいでいましたね．人種差があるのかと思って聞いていましたけど，動注の場合でもmacroscopicなvascular invasionは予後不良因子ですよね．そうするとどちらも手強いということになりますが，ファーストチョイスとして先生はどちらを考えていますか．

【荒井】当科はずっと肝動注．特にワンチャンスしかないような肝内病変が進行したケースというのは，ここで効かなければもうアウトということもありますので，肝動注をメインにやっていますが，比較的予備能がよくて，万が一Sorafenibを使って6週間後に判定してPDになってもまだレスキューできるという症例に対してはSorafenibを積極的に使っているという現状もあります．

【泉】先生のところではレスポンスありなしで動注の場合違いますよね．早期に動注レスポンスを判定して次の治療をconversionしたほうがいいのではないかというデータに見受けられましたが，どれくらいのところで動注のレスポンスの奏効を判定して次の治療に替えると判定するわけですか．

【荒井】最終判定は4週間後の画像評価で判定しますが，2週間後の腫瘍マーカーをみるとある程度傾向というのが捕まってくるかと思います．2週間で腫瘍マーカーが全く下がっていなくて上昇するスピードが変わっていないようなケースは効かないケースが多いです．

【泉】動注のほうがむしろ早期に治療効果判定ができるという感じですね．分子標的よりも．セカンドラインがなかなか有意差を証明できないという一因のなかにいろいろな治療が細かくやられるのでプラセボでも延命効果があってしまって，なかなかセカンドラインが有意ではないかということを今日お示しいただいたと思います．現状はいろいろな治療をセカンドラインでやられているということですね．

Discussion

【荒井】そうですね．当科は一部の症例に免疫療法をスタディでやらせていただいていることもあります．たまにそういう症例で奏効してしまう症例があると，Sorafenibや動注を行った際に逆に層別化ができなくなったりします．後治療で一発逆転できてしまう症例というのもありますので，患者さんにとってはいいですが，データ解析するときにはおのおのの治療のパワーというか，特徴をだすのが難しくなっている印象があります．

【泉】先生はスキあらばラジオ波とおっしゃっていましたが，確かにそういうことをやってわが国ではいろいろ治療するのでむしろセカンドラインのデータがだしにくいということですね．プラセボでもいい結果がでてしまう．最後に分子標的薬か動注かという問題で，これはなかなか結果がでないところで，あとは併用ですね．これはSILIUS試験の結果がでれば併用がどうかということがでてくると思います．現実にはまだ併用療法はできないわけです．ちょっと気になったのは動注のあとのconversionのあとに分子標的が入っていなかったですが，金沢大学では動注のあとのSorafenibというのは基本的にはないのですか．

【荒井】そんなことはありません．可能であればやっています．動注をかなり宣伝している関係上，どうしても予備能がかなり悪くて進行した症例をたくさん紹介されることが多く，Child-Pughとか予備能が分子標的薬に適さない症例がかなり含まれているためであり，実際にやっている症例がないわけではないです．

【泉】スキあらばやっているということですね．現実には肝予備能が悪くて最後に金沢大学に頼られているという症例が多いので動注をやっているということですね．荒井先生ありがとうございました．

【泉（司会）】次は，大阪日赤から現在は京都大学消化器内科講座に移られました竹田治彦先生です．「Sorafenibの治療効果予測ーバイオマーカーについてー」をお話しいただきます．よろしくお願いします．

－発表（竹田 治彦先生）－

【泉】竹田先生，ありがとうございました．先生には非常に期待の大きいバイオマーカーで奏効するかどうかというのに何かメルクマールになるものはないかということをぜひ発見したいということで，期待の大きな話をしていただきました．今回はあくまで，CR, PRの症例と，そうでない症例をmRECISTで比較したときに遺伝子発現で違いがあるかということを比較されたということですね．

【竹田】そうですね．ただ，palliative chemotherapyとしての位置づけが一般的かもしれませんので，OSとの関連をみる．あるいはPDなのか，non-PDなのかをみるのも必要かもしれません．今回の検討のように奏効例を予測できたらいいなというのをわれわれ思うわけですが，long SDの予測因子を探すなど，どこで2群に分けて検討するかによっても検討結果が変わってくるかなと思います．

【泉】確かにCR, PRを事前に予測するのは非常に大事ですし，しかし長期に投与してベネフィットがある症例をみていくというにはもう少しlong SDになるようなものを見分けたいということだと思います．

【竹田】そうです．

【國土】性別についてうかがいたいのですが，女性にCRが多いし，奏効率も赤十字病院のデータではよかったということですが，SHARPをみると女性は13％しかいなくて，サブグループ解析のデータはなかったと思いますが，これはどう考えればよろしいでしょうか．

【竹田】Sorafenibとの関連に関してはいろいろ探しましたがメカニズムに関しては報告がないので，はっきりしたことはわかりませんが，男性と女性では発癌の率ですとか，腫瘍のaggressiveさとエストロゲンとの関連などいくつか報告があります．そうすると男性のほうが腫瘍のbehaviorが悪くて，Sorafenibがそういった悪性度の高い癌には効かなかった可能性というのが，もしかしたらあるのかもしれないと思っています．

【國土】女性のほうが体格が小さいから相対的なdoseが大きくなるとかいう可能性はありますか．

【竹田】相対的なdoseに関しても検討しましたが，どちらかというと女性のほうが体格は小さかったり，高齢などのため，半量で始めている症例が多くて，相対的なdoseは体重当たりでみると女性のほうが少ないという結果でした．

【泉】それは赤十字のデータだけでなく，世界でも同じですよね．女性で体重の低い方のほうが奏効している．ここは一致しているので何かそういう背景があるのかもしれないということですから，遺伝子だけでなくそういったファクターを分けて，それでバイオマーカーなりを解析していくことは大事ですね．最後にちょっとだされましたがこれからあれが論文化されて明らかになってくると思います．ぜひ期待したいと思います．ありがとうございました．

シンポジウム最後です．近畿大学の工藤正俊先生に「新規分子標的薬剤の動向と展望」ということで，明るいお話を期待しています．

－発表（工藤 正俊先生）－

【泉】ありがとうございました．最後にちょっと明るい展望がみえた．だけど，難しいな，と．personaliseして対象を絞らないと，heterogenousな肝癌に対してなかなか闘えないということだろうと思います．まだまだ有望な薬剤があるということで，今後はどこかで腫瘍生検する，病理する，あるいはバイオマーカーで血清を残しておくというような個別化を目指したことをやっておかないと今後の闘い方に変化が起こるのではないかというお話ですね．

【工藤】そうですね．

【泉】どういう相手と闘ったのかという証拠をちゃんと残していただいて今後の闘いに備えていただくということをぜひお願いしたいと思います．先生どうもありがとうございました．

今回大崎先生に5年間，2万例のSorafenib使用に基づいたシンポジウムを企画していただきました．非常に有意義であったと思います．演者の先生方は非常に努力してお話しいただきました．Sorafenibをいろいろ上手に使われて．3年以上長生きされているような方が多くて，放射線を併用したり，局所療法を併用したりなどいろいろSorafenibをうまく使ってだんだんOSがよくなっている．これは日本のいいところ

だと思います．これを論文化して海外にエビデンスをだしていくのは難しいですが，Sorafenibを上手に使うようになってきて，単に内服するだけでなくいろいろ組み合わせていくというのは日本の良さが非常にでていると思いました．今日のポスターの中身も非常に充実していたと思いますし，発表いただいた内容も非常に充実していたと思いますので，しばらくSorafenibだけでいかなくてはいけないですが，スキあらばいろいろな治療をするという日本の先生方の努力が実っていると感じた次第です．大﨑先生に当を得たいいシンポジウムを企画していただきまして，本当に感謝申し上げたいと思います．ありがとうございました．これで終わります．

ワークショップ

分子標的薬に関する多施設共同研究から得られた知見

ワークショップ 分子標的薬に関する多施設共同研究から得られた知見

肝外転移非合併進行肝癌に対する肝動注化学療法とSorafenibの比較

Beneficial treatment for advanced hepatocellular carcinoma in comparison with hepatic arterial infusion chemotherapy and sorafenib treatment

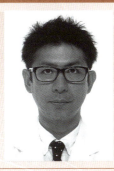

河岡 友和　相方 浩　茶山 一彰

広島大学病院 消化器・代謝内科

Key Words ▶ 肝癌，Sorafenib，肝動注化学療法，脈管侵襲陽性

Abstract ▶ 進行肝癌に対する肝動注化学療法（HAIC）とSorafenibの治療成績を解析した．対象は肝外転移なし，Child-Pugh A，HAIC 136例，Sorafenib 41例とした．背景に差がみられたためPropensity Score Matchingを使用した．結果：奏効率は，HAIC群32％，Sorafenib 0％であった．奏効別の生存率（MST）は，HAIC群，PR例19カ月，SD例10カ月，PD例5カ月，Sorafenib群SD例10カ月，PD例7カ月であった．脈管侵襲合併例において，奏効率は，HAIC群38％，Sorafenib 0％であった．奏効別の生存率は，HAIC群PR例20カ月，SD例5カ月，PD例3カ月，Sorafenib群SD例9カ月，PD例4カ月であり，HAIC奏効例の予後は良好であった．結語：脈管侵襲合併症例ではHAICをSorafenibに先行させる意義があると思われる．

1 はじめに

わが国において，切除不能進行肝細胞癌（肝癌）に対する分子標的薬Sorafenibが承認されて約5年が経過した．Sorafenibは，欧米を中心に行われたSHARP study[1]と，韓国，台湾などで行われたAsia-Pacific study[2]という，2つのplaceboを対象としたランダム化比較試験（RCT）において，いずれも，明確な生命予後改善効果が示された．それに基づき，現在，Sorafenibは，世界的には，切除不能，肝動脈化学塞栓術（TACE）不応，脈管侵襲陽性，あるいは，肝外転移合併例といった，いわゆる，進行肝癌症例に対する標準治療として，位置づけられている．

一方，本邦では，これまで，これらの進行肝癌に対する治療として，肝動注化学療法（hepatic arterial infusion chemotherapy：HAIC）を中心とした経カテーテル治療が行われてきており，その有効性が報告されてきた[3-7]．特に，HAIC奏効例では，良好な長期予後が得られたとする報告が多い．肝癌診療マニュアル第2版によるコンセンサスに基づく肝細胞癌治療アルゴリズム2010年改訂[8]では，肝外転移のない，脈管浸潤陽性例や多発例に対しては，推奨治療として，SorafenibとともにHAICが併記されている．ただし，これまでのHAICに関する報告例において，Sorafenibのような，プラセボを対象とした大規模なRCTは存在しない．

当科では，これまで，脈管侵襲陽性あるいはTACE不応の進行肝癌に対して，リザーバーカテーテルからのHAICとして，低用量シスプラチン（CDDP）と5-FU肝動注の併用療法（low dose

表1 肝外転移非合併例，Child-Pugh A症例
HAIC vs Sorafenib
背景因子

	HAIC (n=136)	Sorafenib (n=41)	p value
年齢*	67（30〜85）	69（30〜81）	0.29
性別（男性/女性）	123 / 13	29 / 12	0.4
HBV / HCV / NBNC	33 / 75 / 28	15 / 24 / 2	0.75
Plt（$\times 10^4/\mu L$）*	12.2（4.6〜88.8）	15.3（5.3〜20.7）	0.4
主腫瘍径(mm)*	45（10〜180）	40（10〜190）	0.23
脈管侵襲(有/無)	100 / 36	16 / 25	0.0001
TNM stage II / III / IVa	5 / 39 / 92	6 / 21 / 14	0.0001
AFP（ng/mL）*	415.3（2.6〜1938000）	208（3〜85632）	0.2
DCP（mAU/mL）*	1784（7〜666480）	1425（14〜348650）	0.7
TACE不応(有/無)	42 / 94	31 / 10	0.0001

Mann-Whitney U tests, χ^2 test, or Fisher's exact test
*：median

FP）やIFNα全身投与と5-FU肝動注の併用療法（IFN/5-FU）を行ってきた[5-7]．

今回，当科で施行した進行肝癌に対するHAICとSorafenibの治療成績を解析し，進行肝癌治療におけるHAICとSorafenib治療の位置づけについて考察した．対象は，当院で施行されたHAIC 325例，Sorafenib 167例とした．今回，両治療法の比較解析を行うため，腫瘍側因子，肝予備能因子，治療側因子として，以下の基準を満たす症例を対象とした．

1）肝外転移なし
2）Child-Pugh A
3）経過中にHAICとSorafenibの両方の治療を受けていない

これらの条件を満たしたHAIC 136例，Sorafenib 41例を今回の解析対象として，治療成績についてretrospectiveに解析した．

2 結果

1．背景因子の比較

HAIC 136例，Sorafenib 41例の背景因子の比較を表1に示す．HAIC群では，Sorafenib群に比べ，脈管侵襲陽性症例の割合が，有意に多かった（$p=0.0001$），それに伴いTNM stage IVaの割合も有意に多かった（$p=0.0001$）．

また，Sorafenib群でTACE不応例が多く認められた（表1）．HAICのレジメンは，IFN/5-FUが84症例，low dose FPが52例であった．Sorafenibは38例が800 mgで3例が400 mgで開始した．背景に偏りがみられたため，脈管侵襲，TACE不応の因子をPropensity Score Matchingを使用し，Matchingした（表2）．その結果，両群の背景に偏りはなくなった．

2．奏効率，生存率の比較

全生存率は，HAIC群の生存期間中央値（MST）10カ月，Sorafenib群のMST 10カ月であり，両群に差を認めなかった（図1）．奏効率は，HAIC

表2 肝外転移非合併例，Child-Pugh A症例
HAIC vs Sorafenib
背景因子
Propensity Score Matching

	HAIC (n=38)	Sorafenib (n=38)	p value
年齢*	65（40〜85）	64（30〜81）	0.29
性別（男性/女性）	34 / 4	26 / 12	0.4
HBV / HCV / NBNC	5 / 30 / 3	14 / 22/2	0.8
Plt（×10^4/μL）*	12.2（4.6〜88.8）	15.3（5.3〜20.7）	0.4
主腫瘍径（mm）	30（15〜140）	40（10〜190）	0.23
脈管侵襲（有/無）	16 / 22	16/22	1.0
TNM stage II / III / IVa	3 / 20 / 15	5 / 19 / 14	1.0
AFP（ng/mL）*	83（3.1〜394000）	172（3〜85632）	0.6
DCP（mAU/mL）*	254（7〜193860）	1425（14〜348650）	0.06
TACE不応（有/無）	16 / 22	16 / 22	1.0

脈管侵襲，TACE不応の因子をPropensity Score Matchingを使用し，Matchingした．
Mann-Whitney U tests，χ^2 test, or Fisher's exact test
*：median

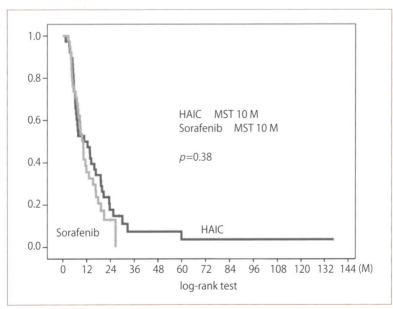

図1 肝外転移非合併例，Child-Pugh A症例累積生存率

群では32％，Sorafenib 0％でありHAICの奏効率が有意に良好であった（$p=0.0001$）（表3）．

奏効別の生存率（MST）を検討すると，HAIC群では，PR例19カ月，SD例10カ月，PD例5カ月と，既報のごとく，奏効別に予後は層別化され，特にPR例では良好な長期予後が得られ

表3 肝外転移非合併例，Child-Pugh A 症例
HAIC vs Sorafenib
奏効

	HAIC (n=38)		Sorafenib (n=38)		p
	%	n	%	n	
CR	0%	(n=0)	0%	(n=0)	
PR	32%	(n=12)	0%	(n=0)	
SD	45%	(n=17)	47%	(n=18)	
PD	13%	(n=5)	42%	(n=16)	
DO	10%	(n=4)	11%	(n=4)	
奏効率	33%	(12/38)	0%	(0/38)	0.0001

Fisher's exact test

表4 肝外転移非合併例，Child-Pugh A 症例
HAIC vs Sorafenib
脈管侵襲合併
奏効

	HAIC (n=16)		Sorafenib (n=16)		p
	%	n	%	n	
CR	0%	(n=0)	0%	(n=0)	
PR	38%	(n=6)	0%	(n=0)	
SD	50%	(n=8)	37%	(n=6)	
PD	12%	(n=2)	43%	(n=7)	
DO	0%	(n=0)	18%	(n=3)	
奏効率	38%	(6/16)	0%	(0/16)	0.0001

Fisher's exact test

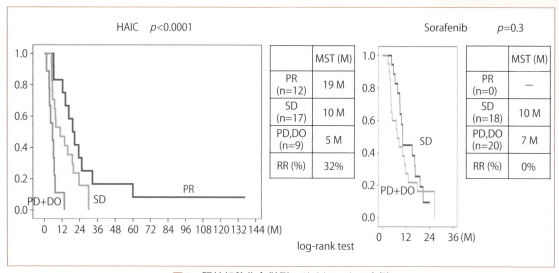

図2 肝外転移非合併例，Child-Pugh A 症例
HAIC vs Sorafenib
累積生存率奏効別

ていた．Sorafenib 群ではSD 例10 カ月，PD 例7 カ月であり，SD 例の予後は比較的良好であった（図2）．

次に，サブグループ解析として，脈管侵襲例において，全生存率を解析した．全生存率は，HAIC 群の生存期間中央値（MST）7.4 カ月，Sorafenib 群のMST 7 カ月であり，HAIC のほうがMST は良好である傾向にあった（$p=0.09$）（図3）．奏効率は，HAIC 群では38％，Sorafenib 0％

であり HAIC の奏効率が有意に良好であった（$p=0.0001$）（表4）．奏効別の生存率（MST）を検討すると，HAIC 群では，PR 例20 カ月，SD 例5 カ月，PD 例3 カ月と，既報のごとく，奏効別に予後は層別化され，特にPR 例では良好な長期予後が得られていた．Sorafenib 群ではSD 例9 カ月，PD 例4 カ月であり，SD 例の予後は比較的良好であった（図4）．

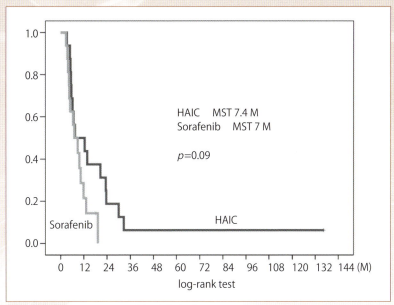

図3　肝外転移非合併例，Child-Pugh A 症例
累積生存率
脈管侵襲合併

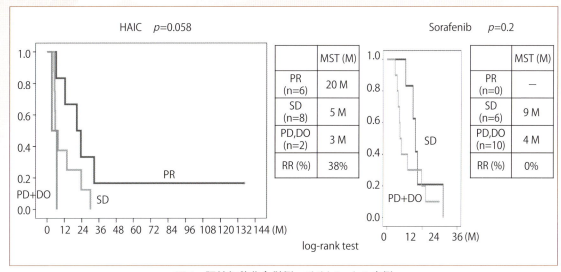

図4　肝外転移非合併例，Child-Pugh A 症例
HAIC vs Sorafenib
累積生存率奏効別
脈管侵襲合併

3 考察

　現在，進行肝癌に対する治療として，Sorafenibが，唯一の標準治療として位置づけられている[1,2]．一方，Sorafenib承認以前から，本邦を中心として，主に，脈管侵襲陽性例に対し，HAICが有効であるとする報告がなされてきた．これらの報告例のレジメンは，大別すると，シスプラチンのone shot動注療法や，リザーバーカテーテルからの5-FUの持続肝動注と低用量シ

スプラチンの肝動注の併用（low dose FP療法）あるいはIFNαの全身投与の併用（IFN/5-FU）が，代表的なレジメンである[3-5,9-11]．これらのHAICの成績をみると，奏効率は，おおむね30～40％程度，生存期間の中央値は9～12カ月程度で，奏効例の長期予後は良好であったとする報告が多く，いずれのレジメンにおいても，あまり大きな差はみられないようである．しかし，これらのHAICに関する大規模な前向き試験やランダム化比較試験は行われておらず，標準治療としては位置づけられていない．一方，本邦では，HAICにより，劇的な奏効を示す症例があること，奏効例の長期予後は良好であることは，以前から報告されており，当科でも，これまで，HAICのレジメンとして，low dose FP療法やIFN/5-FU療法を行ってきた[5,7,12]．今回，これまでの当科の進行肝癌に対するHAICやSorafenib治療を行った症例において，①肝外転移なし，②Child-Pugh A，③経過中に両方の治療を受けていないこと，を選択基準として，両治療法の成績を比較解析し，進行肝癌治療におけるHAICとSorafenibの位置づけについて考察した．

成績は，上述のごとく，HAICではSorafenibに比べ奏効率が高く，奏効例の予後は，非常に良好であることが示唆された．

脈管侵襲合併例の解析では，全生存率は，HAIC群の生存期間中央値（MST）7.4カ月，Sorafenib群のMST 7カ月であり，HAICのほうがMSTは良好である傾向にあった．

奏効率は，HAIC群では38％，Sorafenib 0％でありHAICの奏効率が有意に良好であった．

奏効別の生存率（MST）を検討すると，HAIC群では，PR例20カ月，SD例5カ月，PD例3カ月と，既報のごとく，奏効別に予後は層別化され，特にPR例では良好な長期予後が得られていた．Sorafenib群ではSD例9カ月，PD例4カ月であり，SD例の予後は比較的良好であった．最近，韓国からVp3/4症例に対するHAICのMSTは7.1カ月でありSorafenibのMST 5.5カ月より良好あったという報告もなされている[13]．

脈管侵襲合併進行肝癌症例では，有効な肝内門脈血流量の低下，門脈圧亢進症を合併していることも多い．また，最近，Sorafenib投与に伴う肝実質血流量の低下に関する報告が，perfusion CTや造影超音波検査などの画像解析によりなされている[14-16]．これらを考慮すると，脈管侵襲合併症例において，腫瘍の病勢制御＝long SDを目指した治療であるSorafenib治療を長期に継続することは，困難なことであるかもしれない．一方で，HAICは，脈管侵襲合併症例であっても，奏効すれば，良好な予後が得られていた．

今回の解析は，少数例のretrospectiveな解析であり，明確な結論は導くことはできないが，進行肝癌治療におけるHAICとSorafenibの位置づけにおいて，少なくとも，以下のことはいえるかもしれない．すなわち，HAICの治療目標は「奏効」であり，奏効例と非奏効例との予後の差は明確である．奏効例では，長期予後の改善が期待される一方，非奏効例に対する長期予後改善効果は限定的である．一方，Sorafenib治療の目標は長期の内服継続による病勢制御であり，「long SD」が得られた症例では，長期予後も期待できるかもしれない．ただし，Sorafenibの長期成績の解析は，今後の検討課題である．

以上の結果から，当科では，進行肝癌治療において，病勢制御を目指したSorafenib治療に先行してHAICを施行し，HAIC奏効例を抽出する意義はあるのではないかと考えている．一方で，HAIC非奏効例の治療的意義は限定的であり，標準治療としてのSorafenibが存在する現在，HAIC奏効の有無をより適格に見極める必要もあるだろう．これらの点をふまえ，現在，当科では，進行肝癌に対する治療方針として，リザーバー肝動注療法を先行して行い，画像による効

果判定と腫瘍マーカーの推移から「奏効」か「非奏効」を見極め，奏効と判断された場合はHAICの継続，奏効が得られなければ，Sorafenibに切り替えるという前向き臨床試験を開始した（UMIN000009094）．同様なsequential療法として，CDDPの肝動注をSorafenib治療に先行する治療と，Sorafenib単独治療のランダム化比較試験も現在行われている（SCOOP-Ⅱtrial）．現在，Sorafenibの予後予測因子として，いくつかの報告がなされている[17,18]．今後，HAICやSorafenibのより明確で治療法の選択に貢献できる治療前効果予測因子の確立が期待されている．

その他，現在，Sorafenibとlow dose FPの併用療法vsSorafenib単独療法（SILIUS），Sorafenibとシスプラチンの併用療法vsSorafenib単独療法（HCC_Sor_CDDP_rP2），IFN/5-FU療法vsSorafenib（UMIN000002401）などのHAICとSorafenibに関するランダム化比較試験が行われており，今後，HAICの成績やSorafenib治療との位置づけや使い分けについてさらに明らかにされることが期待される．

4 結語

肝外転移非合併進行肝癌，Child-Pugh A症例を対象として，HAICとSorafenibの治療成績を比較した．全体では，生存率に差を認めなかったが，HAIC奏効例の長期予後は良好であった．脈管侵襲合併症例ではHAICがSorafenibに比べ予後良好な傾向を示した．現在進行中のHAICとSorafenibに関する各種臨床試験により，エビデンスの確立が期待される．

▶ References

1) Llovet JM, Ricci S, Mazzaferro V et al : Sorafenib in advanced hepatocellular carcinoma. N Engl J Med 359 : 378–390, 2008
2) Cheng AL, Kang YK, Chen Z et al : Efficacy and safety of sorafenib in patients in the asia-pacific region with advanced hepatocellular carcinoma: A phase iii randomised, double-blind, placebo-controlled trial. Lancet Oncol 10 : 25–34, 2009
3) Ando E, Tanaka M, Yamashita F et al : Hepatic arterial infusion chemotherapy for advanced hepatocellular carcinoma with portal vein tumor thrombosis: Analysis of 48 cases. Cancer 95 : 588–595, 2002
4) Obi S, Yoshida H, Toune R et al : Combination therapy of intraarterial 5-fluorouracil and systemic interferon-alpha for advanced hepatocellular carcinoma with portal venous invasion. Cancer 106 : 1990–1997, 2006
5) Uka K, Aikata H, Takaki S et al : Pretreatment predictor of response, time to progression, and survival to intraarterial 5-fluorouracil/interferon combination therapy in patients with advanced hepatocellular carcinoma. J Gastroenterology 42 : 845–853, 2007
6) Katamura Y, Aikata H, Takaki S et al : Intra-arterial 5-fluorouracil/interferon combination therapy for advanced hepatocellular carcinoma with or without three-dimensional conformal radiotherapy for portal vein tumor thrombosis. J Gastroenterology 44 : 492–502, 2009
7) Miyaki D, Aikata H, Honda Y et al : Hepatic arterial infusion chemotherapy for advanced hepatocellular carcinoma according to child-pugh classification. J Gastroenterol Hepatol 27 : 1850–1857, 2012
8) Clinical Practice Guidelines for Hepatocellular Carcinoma –The Japan Society of Hepatology 2009 update. Hepatol Res 40 Suppl 1 : 2–144, 2010
9) Kamada K, Kitamoto M, Aikata H et al : Combination of transcatheter arterial chemoembolization using cisplatin-lipiodol suspension and percutaneous ethanol injection for treatment of advanced small hepatocellular carcinoma. Am J Surg 184 : 284–290, 2002
10) Lai YC, Shih CY, Jeng CM et al : Hepatic arterial infusion chemotherapy for hepatocellular carcinoma with portal vein tumor thrombosis. World J Gastroenterol 9 : 2666–2670, 2003
11) Stehlin JS, Jr., de Ipolyi PD, Greeff PJ et al : Treatment of cancer of the liver. Twenty years' experience with infusion and resection in 414 patients. Ann Surg 208 : 23–35, 1988
12) Katamura Y, Aikata H, Kimura Y et al : Intra-arterial 5-fluorouracil/interferon combination therapy for hepatocellular carcinoma with portal vein tumor thrombosis and extrahepatic metastases. J Gastroenterol Hepatol 25 : 1117–1122, 2010

13) Song DS, Song MJ, Bae SH et al : A comparative study between sorafenib and hepatic arterial infusion chemotherapy for advanced hepatocellular carcinoma with portal vein tumor thrombosis. J Gastroenterol, 2014
14) Frampas E, Lassau N, Zappa M et al : Advanced hepatocellular carcinoma: Early evaluation of response to targeted therapy and prognostic value of perfusion ct and dynamic contrast enhanced-ultrasound. Preliminary results. Eur J Radiol 82 : e205-11, 2013
15) Sugimoto K, Moriyasu F, Saito K et al : Hepatocellular carcinoma treated with sorafenib: Early detection of treatment response and major adverse events by contrast-enhanced us. Liver Int 33 : 605-615, 2013
16) Sacco R, Faggioni L, Bargellini I et al : Assessment of response to sorafenib in advanced hepatocellular carcinoma using perfusion computed tomography: results of a pilot study. Dig Liver Dis 45 : 776-781, 2013
17) Arao T, Ueshima K, Matsumoto K et al : Fgf3/fgf4 amplification and multiple lung metastases in responders to sorafenib in hepatocellular carcinoma. Hepatology 57 : 1407-1415, 2013
18) Miyahara K, Nouso K, Miyake Y et al : Serum glycan as a prognostic marker in patients with advanced hepatocellular carcinoma treated with sorafenib. Hepatology 59 : 355-356, 2014

*　　　*　　　*

ワークショップ　分子標的薬に関する多施設共同研究から得られた知見

肝細胞癌診療におけるSorafenib治療が相応しい対象症例とは

The suitable target of sorafenib treatment in patients with advanced hepatocellular carcinoma

中野 聖士・黒松 亮子・鳥村 拓司

久留米大学医学部内科学講座消化器内科部門

Key Words ▶ 肝細胞癌，分子標的治療薬，Sorafenib

Abstract ▶【目的】肝細胞癌診療において，どのような症例がSorafenib治療のよい適応か検討した．【方法】2009年5月〜2014年3月の期間に，久留米大学関連13施設においてSorafenib治療を受けた進行肝細胞癌312症例を対象とした．【成績】今回の解析で明らかになったことは，以下の3点である．①生存に関わる有意な予後因子は，性別・肝予備能・後治療・治療期間・DCP値である，②生存期間・無増悪生存期間ともに肝外転移の有無による差はみられない，③治療開始時に肝内病変が進行している群およびSorafenib不応群では，なんらかの後治療を施行した群において生存期間が有意に長い．【結論】肝細胞癌診療におけるSorafenib治療が相応しい対象とは，肝外転移の有無にかかわらず，腫瘍マーカーが比較的低値で長期にわたる治療に耐え得る肝予備能を保っている男性であり，肝内病変が進行しているか治療抵抗性の場合には積極的になんらかの後治療を加えることが重要であることが示唆された．

1 はじめに

分子標的治療薬の登場により，近年癌治療に大幅なパラダイムシフトがもたらされている．肝癌領域においても，切除不能進行肝細胞癌に対して2009年5月Sorafenibが適応となり，日常臨床の中で広く使用されるようになってきた[1-3]．

Sorafenibは，血管新生や腫瘍増殖などのシグナル伝達系を阻害するマルチキナーゼ阻害薬である[4,5]．進行肝細胞癌症例を対象に行われた，海外での2つのランダム化比較試験（SHARP試験[6]・Asia-Pacific試験[7]）において，プラセボ群に対して全生存期間中央値の有意な延長効果が示された．しかしながら，いずれの試験でもその奏効率は低く，SHARP試験ではSorafenib投与群299例中，完全奏効（CR）は0％・部分奏効（PR）は2％であり，Asia-Pacific試験ではSorafenib投与群150例中，CRは0％・PRは3.3％であった．ただし，Sorafenib治療の意義は長期安定（SD）を目指すものであったものの，本邦においてはCR例の報告もあり，日本人においては強い感受性を有する症例がある可能性が示唆されている[8]．

また，治療中に手足皮膚反応などの特徴的な有害事象が頻発することで，患者のQOL（Quality Of Life）を悪化させてしまい，Sorafenib治療継続の障害となる点が問題となっている[9-13]．本邦においては，肝機能障害の割合が28.2％と

SHARP試験[6]での3.4％に対して特に高く，欧米よりも多数の有害事象発現が問題となっている[14]．

これまでに，進行肝細胞癌の治療は，肝予備能や腫瘍の進行度によっていくつかの治療法を組み合わせ集学的に行うことで，予後の改善が得られるという報告がある[8,15]．本邦では，肝内病変が予後を決定する進行肝細胞癌に対してSorafenibや肝動注化学療法（Hepatic Arterial Infusion Chemotherapy：HAIC）を中心に複数の治療が施行されているが，その治療法選択については十分検討されていない．

そこで今回，久留米大学関連の多施設共同研究により明らかになった，Sorafenib治療が相応しい対象症例について報告する．

2 目的

分子標的治療薬の一つであるSorafenibが無治療症例と比較して進行肝細胞癌症例の予後を改善することが証明され，本邦でも2009年5月に治療適応が承認された．そこでわれわれは，久留米大学関連施設のSorafenib治療症例のデータを集めて肝細胞癌領域でのよりよい使用法を解析し，今後の進行肝細胞癌に対する治療の中で分子標的治療薬をどのように使用すればよいかを検討することを目的として，2010年2月にKurume Liver Cancer Study Group（KLCSG）を設立した．今回，現時点におけるわれわれの治療成績と，Sorafenib治療が相応しい対象症例について報告する．

3 Kurume Liver Cancer Study Group（KLCSG）

切除不能進行肝細胞癌に対して本邦でもSorafenibの治療適応が承認された後，久留米大学医学部内科学講座消化器内科部門・外科学講座・放射線医学講座および久留米大学関連施設（朝倉医師会病院・大牟田市立病院・九州医療センター消化器科・久留米総合病院・久留米大学医療センター・公立八女総合病院・佐賀中部病院・社会保険田川病院・聖マリア病院・筑後市立病院・戸畑共立病院・ヨコクラ病院）において，肝細胞癌に対する分子標的治療薬の治療効果を検討することを目的とし，2010年2月にKurume Liver Cancer Study Group（KLCSG）を設立した．久留米大学倫理委員会の承認のもと（承認番号：10009），久留米大学医学部 内科学講座 消化器内科部門に事務局を置き，前向きに症例を登録している（UMIN 000007427）．

4 対象

2009年5月〜2014年5月の期間に，久留米大学関連13施設においてSorafenib治療を受けた進行肝細胞癌312症例を対象とした．

今回，現時点におけるわれわれの治療成績とSorafenib治療が相応しい対象症例について検討を行った．なお，効果判定はRECIST（Response Evaluation Criteria in Solid Tumors）ガイドライン（Ver.1.1），有害事象判定はCTCAE（Common Terminology Criteria for Adverse Events）によるグレード分類（Ver.4.0）に則って行った．

5 結果

平均年齢は70.5±9.2歳，男性241例（77％）・女性71例（23％）で，病因はHBsAg陽性55例（18％）・HCVAb陽性188例（62％）・その他71例（20％），Child-Pugh class Aは259例（85％）・Bは43例（15％）であった．腫瘍進行度はStage Ⅱ 22例（7％）・Ⅲ 75例（25％）・ⅣA 40例（13％）・ⅣB 165例（55％）で，すでに263例で治療を中止しており，全症例の治療期間の中央値は105日であった．RECISTガイドラインにより効果判定を行ったところ，PR 17例（6％）・SD 127

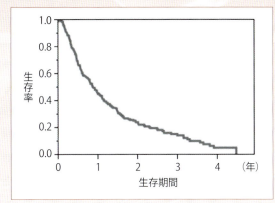

図1　全症例の生存曲線
中央値10.6カ月・1年生存率：45%

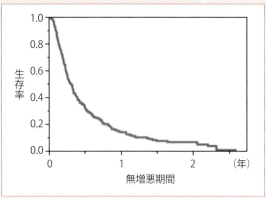

図2　全症例の無増悪生存曲線
中央値：3.8カ月

例（46％）・PD 133例（48％）であった．Kaplan-Meier法を用いて生存率の解析を行ったところ，全症例における生存期間の中央値は10.6カ月・1年生存率は45％（図1），無増悪生存期間の中央値は3.8カ月（図2）であった．

今回，大きく，①生存に関わる因子，②肝外転移の影響，③後治療の有用性について解析を行った．

1. 生存に関わる因子

Sorafenib治療開始時における年齢・性別・病因・Child-Pugh class・進行度分類・後治療・治療期間・平均投与量・治療前AFP・治療前AFP-L3・治療前DCP・効果のそれぞれの因子について，生存に関わる解析を行った．

ログランク検定を用いて単変量解析を行った結果，生存に関わる有意な因子は，性別（男性：$p = 0.014$, 95％Confidence interval（CI 0.654（0.476〜0.916）)）・Child-Pugh class（B：$p < 0.001$, 95％ CI 2.136（1.442〜3.076））・後治療（あり：$p < 0.001$, 95％ CI 0.525（0.396〜0.692））・治療期間（中央値105日以上：$p < 0.001$, 95％ CI 0.367（0.279〜0.482））・治療前AFP（中央値128 ng/mL以上：$p = 0.001$, 95％ CI 1.578（1.204〜2.072））・治療前AFP-L3（中央値22.9％以上：$p = 0.002$, 95％ CI 1.654（1.214〜2.260））・治療前DCP（中央値714 mAU/mL以上：$p < 0.001$, 95％ CI 1.846（1.398〜2.443））・効果（PD：$p < 0.001$, 95％ CI 1.679（1.268〜2.225））であった（表1）．

次にこれらの因子に関してCox回帰分析を用いて多変量解析を行った結果，性別（男性：$p = 0.022$, 95% CI 0.607（0.406〜0.930））・Child-Pugh class（B：$p = 0.001$, 95％CI 2.344（1.435〜3.680））・後治療（あり：$p < 0.001$, 95％ CI 0.354（0.248〜0.502））・治療期間（中央値105日以上：$p < 0.001$, 95％ 0.254（0.179〜0.359））・治療前DCP（中央値714 mAU/mL以上：$p = 0.003$, 95％ CI 1.726（1.203〜2.495））であった（表2）．

以上のことから，生存に関する予後良好な因子は，男性であること・Child-Pugh class Aであること・後治療を行うこと・治療期間が長いこと・腫瘍マーカー（特にDCP）が低値であることが判明した．

2. 肝外転移の影響

Sorafenib治療開始時における肝外転移の有無に着目し，Kaplan-Meier法を用いて生存率の解析を行った．肝外転移のない137例における生存期間の中央値は10.6カ月であったのに対して，肝外転移のある165例における生存期間の中央値は10.3カ月であり，肝外転移の有無にかかわらず生存期間に有意な差はみられなかった（p = 0.7587）（図3）．同様に，肝外転移のない

表1 生存に関わる因子（単変量解析）

因子	p値	ハザード比（95%CI）
年齢（中央値：71歳以上）	0.318	1.147（0.876-1.502）
性別（男性）	0.014	0.654（0.476-0.916）
病因（HCV）	0.780	0.961（0.731-1.272）
Child-Pugh class（B）	<0.001	2.136（1.442-3.076）
進行度分類（IV B）	0.759	0.959（0.732-1.258）
後治療（あり）	<0.001	0.525（0.396-0.692）
治療期間（中央値：105日以上）	<0.001	0.367（0.279-0.482）
平均投与量（中央値：400mg以上）	0.490	0.909（0.690-1.192）
治療前 AFP（中央値：128ng/mL以上）	0.001	1.578（1.204-2.072）
治療前 AFP-L3（中央値：22.9％以上）	0.002	1.654（1.214-2.260）
治療前 DCP（中央値：714mAU/mL以上）	<0.001	1.846（1.398-2.443）
効果（PD）	<0.001	1.679（1.268-2.225）

表2 生存に関わる因子（多変量解析）

因子	p値	ハザード比（95%CI）
性別（男性）	0.022	0.607（0.406-0.930）
Child-Pugh class（B）	0.001	2.344（1.435-3.680）
後治療（あり）	<0.001	0.354（0.248-0.502）
治療期間（中央値：105日以上）	<0.001	0.254（0.179-0.359）
治療前 AFP（中央値：128ng/mL以上）	0.966	1.009（0.685-1.493）
治療前 AFP-L3（中央値：22.9％以上）	0.103	1.366（0.939-1.991）
治療前 DCP（中央値：714mAU/mL以上）	0.003	1.726（1.203-2.495）
効果（PD）	0.549	1.400（0.993-1.975）

群における無増悪生存期間の中央値は4.0カ月であったのに対して，肝外転移のある群における生存期間の中央値は3.2カ月であり，肝外転移の有無にかかわらず無増悪での生存期間に有意な差はみられなかった（$p=0.9644$）（図4）．

3. 後治療の有用性

Sorafenib治療中止後に施行したなんらかの治療（後治療）の有無に着目し，Kaplan-Meier法を用いて生存率の解析を行った．後治療のない171例における生存期間の中央値は7.1カ月であったのに対して，後治療のある131例における生存期間の中央値は13.9カ月であり，後治療の有無によって生存期間に有意な差がみられた（$p<0.0001$）（図5）．

ここでSorafenib治療開始時の肝内病変の程度とSorafenib治療の効果に着目し，2つの層別解析を行った．まず，肝内にT3-4の比較的進行した病変を有する190例を後治療の有無で比較したところ，後治療のない104例における生存期間の中央値は5.9カ月であったのに対して，後治療のある86例における生存期間の中央値は11.0カ月であり，後治療の有無によって生存期間に有意な差がみられた（$p=0.0002$）（図6）．次に，Sorafenib治療の効果がPDであった133例を後治療の有無で比較したところ，後治療のない72例における生存期間の中央値は6.5カ月であったのに対して，後治療のある61例における生存期間の中央値は12.2カ月であり，後治療の有無によって生存期間に有意な差がみられた（$p<0.0001$）（図7）．

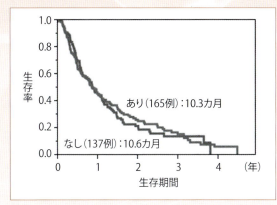

図3　肝外転移に関する生存曲線：*p*=0.7587

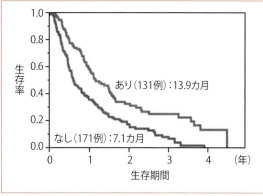

図5　後治療に関する生存曲線：*p*<0.0001

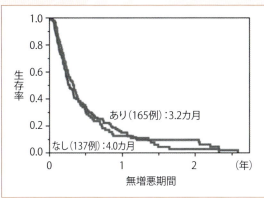

図4　肝外転移に関する無増悪生存曲線：*p*=0.9644

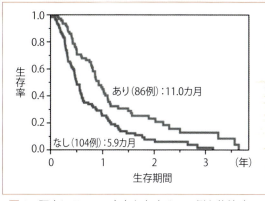

図6　肝内にT3-4の病変を有する190例を後治療の有無で比較した生存曲線：*p*=0.0002

考察

　以上の結果をまとめると，①生存に関わる有意な予後因子は，性別・肝予備能・後治療・治療期間・DCP値である，②生存期間・無増悪生存期間ともに肝外転移の有無による差はみられない，③治療開始時に肝内病変が進行している群およびSorafenib不応群では，なんらかの後治療を施行した群において生存期間が有意に長い，となる．

　①に関しては，腫瘍マーカーが比較的低値で長期にわたる治療に耐えうる肝予備能を保っている症例は予後が良好であるという，いわば当然の結果である．ここで興味深いのは，性別が生存に関わる有意な予後因子であり，Sorafenib

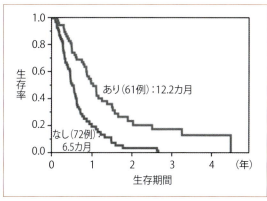

図7　Sorafenib治療の効果がPDであった133例を後治療の有無で比較した生存曲線：*p*<0.0001

治療は男性において有意に予後を伸ばすことができる点である．このように性別で生存に差がある理由は定かではないが，一つの仮説として体格の問題が考えられる．実際，治療期間を性

別で比較すると，女性(中央値：91日)の方が男性(中央値：109日)と比べて短い．つまり，女性は男性と比べてSorafenib治療に耐えられない可能性がある．このことは，第II相試験において適切な投与量や投与方法などの検討がなされないまま一般的に使用されるに至った，本邦におけるSorafenibの導入のあり方が影響しているのかもしれない．

②に関しては，「日本肝臓学会のコンセンサスに基づく肝癌治療アルゴリズム」の中で，Sorafenibは「肝予備能良好な遠隔転移例や高度脈管浸潤例への推奨治療」とされていることからも納得できる結果である[16]．海外においても，SorafenibはBarcelona Clinic Liver Cancer (BCLC) staging systemで脈管浸潤や遠隔転移を伴うAdvanced stage (BCLC stage C)での推奨治療とされている[17]．

③に関しては，肝内病変が進行しているか治療抵抗性の場合には積極的になんらかの後治療を加えることが重要であるという結果である．基本的にSorafenibはSDの症例が多く，SHARP試験[6]・Asia-Pacific試験[7]ともに比較的良好な病勢制御により生存期間の延長が得られたと考えられ，SorafenibはSDを期待すべき薬剤であるとの認識が広がっている．しかし，症例の蓄積とともに国内外から奏効例の報告もみられており[17-22]，特に本邦からはCR例が多く報告されている[8,23-27]．民族特有の遺伝的要因などの関与も示唆されており[8]，今後さらなる症例の蓄積による遺伝子解析などから，特定遺伝子の変異の有無などの解明が期待される．現時点においては，Sorafenibの治療効果予測因子となりうるバイオマーカーは存在しなかったと報告されており[28]，Sorafenib治療前に効果を予測することは不可能である．よって，適応基準に従ってSorafenib治療を開始したとしても，もともと肝内の病変が進行した状態でそれ自体が症例の予後を規定しそうな場合や，Sorafenib治療を行ったにもかかわらず肝内病変が進行してしまった場合には，Sorafenib治療を継続することで肝予備能を悪化させることなく，積極的になんらかの後治療を加えることが重要であると考えられる．

Sorafenibは，その登場により肝細胞癌の治療体系を大きく変えた，大変有用な薬剤である．一方，Sorafenib治療が有効な症例の選択やそれに伴うバイオマーカーの確立，至適投与量の問題など課題も多い．今後，さらなる症例の蓄積による多数例での検討が必要と考えられる．

7 結論

肝細胞癌診療におけるSorafenib治療が相応しい対象とは，肝外転移の有無にかかわらず，腫瘍マーカーが比較的低値で長期にわたる治療に耐えうる肝予備能を保っている男性であり，肝内病変が進行しているか治療抵抗性の場合には積極的になんらかの後治療を加えることが重要であることが示唆された．

▶References

1) Kudo M, Tateishi R, Yamashita T et al : Current status of hepatocellular carcinoma treatment in Japan: case study and discussion-voting system. Clin Drug Investig 32 (Suppl 2) : 37-51, 2012

2) Kudo M : Targeted therapy for liver cancer: updated review in 2012. Curr Cancer Drug Targets 12 : 1062-1072, 2012

3) Nakano M, Tanaka M, Kuromatsu R et al : Efficacy, Safety, and Survival Factors for Sorafenib Treatment in Japanese Patients with Advanced Hepatocellular Carcinoma. Oncol 84 : 108-114, 2012

4) Zhu AX : Development of sorafenib and other molecularly targeted agents in hepatocellular carcinoma. Cancer 112 : 250-259, 2008

5) Llovet JM, Bruix J : Molecular targeted therapies in hepatocellular carcinoma. Hepatology 48 : 1312-1327, 2008

6) Llovet JM, Ricci S, Mazzaferro V et al : Sorafenib in advanced hepatocellular carcinoma. N Engl J Med

359 : 378-390, 2008
7) Cheng AL, Kang YK, Chen Z et al : Efficacy and safety of sorafenib in patients in the Asia-Pacific region with advanced hepatocellular carcinoma: a phase III randomised, double-blind, placebo-controlled trial. Lancet Oncol 10 : 25-34, 2009
8) Kudo M, Ueshima K : Positioning of a moleculartargeted agent, sorafenib, in the treatment algorithm for hepatocellular carcinoma and implication of many complete remission cases in Japan. Oncology 78 : 154-166, 2010
9) 佐田通夫, 波多野悦朗, 金井文彦, 他：進行肝細胞癌の治療現状と今後の展望. The Liver Cancer Journal 4 : 171-182, 2012
10) Morimoto M, Numata K, Kondo M et al : Efficacy and safety of sorafenib in advanced hepatocellular carcinoma patients: a multicenter study of Kanagawa Liver Study Group. Kanzo 51 : 411-417, 2010
11) Morimoto M, Numata K, Kondo M et al : Higher discontinuation and lower survival rates are likely in elderly Japanese patients with advanced hepatocellular carcinoma receiving sorafenib. Hepatology Research 41 : 296-302, 2011
12) Arizumi T, Ueshima K, Hayaishi S et al : Long duration of stable disease may improve overall survival in patients with advanced hepatocellular carcinoma treated with sorafenib. Kanzo 53 : 348-350, 2012
13) Otsuka T, Eguchi Y, Kawazoe S et al : Skin toxicities and survival in advanced hepatocellular carcinoma patients treated with sorafenib. Hepatology Research 42 : 879-886, 2012
14) バイエル薬品.「ネクサバール錠200mg 特定使用成績調査第2回中間報告書（切除不能な肝細胞がん）」2012
15) Zhao JD, Liu J, Ren ZG et al : Maintenance of Sorafenib following combined therapy of threedimensional conformal radiation therapy _ intensity-modulated radiation therapy and transcatheter arterial chemoembolization in patients with locally advanced hepatocellular carcinoma: a phase I_II study. Radiat Oncol 5 : 12, 2010
16) Arii S, Sata M, Sakamoto M et al : Management of hepatocellular carcinoma : Report of Consensus Meeting in the 45th Annual Meeting of the Japan Society of Hepatology (2009). Hepatol Res 40 : 667-685, 2010
17) Llovet JM, Bruix J : Molecular targeted therapies in hepatocellular carcinoma. Hepatology 8 : 1312-1327, 2008
18) So BJ, Bekaii-Saab T, Bloomston MA et al : Complete clinical response of metastatic hepatocellular carcinoma to sorafenib in a patient with hemochromatosis: a case report. J Hematol Oncol 1 : 18, 2008
19) Wang SX, Byrnes A, Verma S et al : Complete remission of unresectable hepatocellular carcinoma treated with reduced dose of sorafenib: a case report. Target Oncol 5 : 59-63, 2010
20) Sacco R, Bargellini I, Gianluigi G et al : Complete response for advanced liver cancer during sorafenib therapy: case report. BMC Gastroenterol 11 : 4, 2011
21) Irtan S, Chopin-Laly X, Ronot M et al : Complete regression of locally advanced hepatocellular carcinoma induced by sorafenib allowing curative resection. Liver Int 31 : 740-743, 2011
22) Kim MS, Jin YJ, Lee JW et al : Complete remission of advanced hepatocellular carcinoma by sorafenib: A case report. World J Gastrointest Oncol 5 : 38-42, 2013
23) Hagihara A, Teranishi Y, Kawamura E et al : A Complete Response Induced by 21-day Sorafenib Therapy in a Patient with Advanced Hepatocellular Carcinoma. Intern Med 52 : 1589-1592, 2013
24) Inuzuka T, Nishikawa H, Sekikawa A et al : Complete response of advanced hepatocellular carcinoma with multiple lung metastases treated with sorafenib: a case report. Oncology 81 : 152-157, 2011
25) Mizukami H, Kagawa T, Arase Y et al : Complete response after short-term sorafenib treatment in a patient with lymph node metastasis of hepatocellular carcinoma. Case Rep Oncol 5 : 380-384, 2012
26) 森本　学, 沼田和司, 近藤正晃, 他：進行肝細胞癌に対するSorafenibの有効性と安全性：Kanagawa Liver Study Groupによる多施設共同研究. 肝臓 51 : 411-417, 2010
27) 片桐　聡, 高橋　豊, 大森亜紀子, 他：高度進行肝細胞癌に対するSorafenib治療の早期成績. 日本外科系連合学会誌 37 : 158-163, 2012
28) Llovet JM, Pena CE, Lathia CD et al : Plasma biomarkers as predictors of outcome in patients with advanced hepatocellular carcinoma. Clin Cancer Res 18 : 2290-2300, 2012

*　　　*　　　*

ワークショップ　分子標的薬に関する多施設共同研究から得られた知見

高齢者進行肝細胞癌に対するSorafenib療法の安全性および有用性
―Saga Liver Cancer Study Groupによる多施設コホート研究―

Safety and efficacy of sorafenib in elderly patients with advanced hepatocellular carcinoma

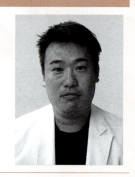

中下 俊哉[1]　大塚 大河[1]　江口 有一郎[8]　川添 聖治[2]　柳田 公彦[3]　有尾 啓介[4]
北原 賢二[5]　岩根 紳治[6]　加藤 浩之[7]　水田 敏彦[1]

[1] 佐賀大学医学部附属病院 肝臓糖尿病内分泌内科　[2] 佐賀県医療センター好生館 肝胆膵内科
[3] 済生会唐津病院 内科　[4] 国立病院機構嬉野医療センター 消化器内科
[5] 佐賀大学医学部附属病院 一般消化器外科　[6] 唐津赤十字病院 内科　[7] 国立病院機構佐賀病院 内科
[8] 佐賀大学医学部 肝疾患医療支援学講座

Key Words ▶ 高齢者，肝細胞癌，分子標的治療薬，安全性

Abstract ▶【背景】高齢者肝癌患者におけるSorafenib療法の安全性，有効性については，さまざまな報告はあるが一定の見解は得られていない．【方法】対象は2008年7月～2013年12月までの県内Sorafenib治療症例147例．投与開始時年齢を80歳以上38例（高齢群），未満109例（非高齢群）の2群に分け，抗腫瘍効果，無増悪期間（TTP），生存期間（OS）および有害事象（AE）について検討した．【結果】背景に差はなかった．奏効割合は高齢群で6.7％，非高齢群で8.4％，病勢制御割合は33.3％，43.2％，TTPは両群とも2.9カ月，OSは9.3カ月，10.3カ月といずれも有意差は認めなかった．AEは grade 3以上がそれぞれ68.4％，45.0％と高齢群に有意に多く認めた（p=0.013）．【結論】高齢者肝癌に対するSorafenib療法の有効性は非高齢者と有意差はない．しかし有害事象に十分留意する必要がある．

1 はじめに

進行肝細胞癌に対する分子標的治療薬であるSorafenibはプラセボを対象としたランダム化第Ⅲ相試験で延命効果を示した薬剤である[1,2]．本邦では肝炎患者の高齢化に伴い，肝癌患者の高齢化も著しくなっておりSorafenib治療を高齢患者に行うケースも多くみられる．しかしながら高齢者における安全性，有効性については，さまざまな報告はあるものの一定の見解は得られていない[3,4]．今回佐賀肝癌治療研究会（Saga Liver Cancer Study Group）により，高齢者におけるSorafenib療法の安全性および抗腫瘍効果について検討した．

2 方法

2008年7月から2013年12月までに佐賀肝癌治療研究会に参加している5施設でSorafenib治療を行った全147症例を対象とした．投与開始時の年齢が80歳以上の群（高齢群），80歳未満の群（非高齢群）の2群に分類した．両群間における抗腫瘍効果（奏効割合，病勢制御割合），無増悪期間，生存期間および有害事象について比

表1 患者背景

		高齢群（n=38）	非高齢群（n=109）	P value
年齢（歳）		82（80〜89）	72（32〜79）	—
性別（%）	男性	26（68）	90（83）	0.067
	女性	12（32）	19（17）	
ECOG PS（%）	0	27（71）	88（81）	0.160
	1	11（29）	16（15）	
	2	0（0）	2（2）	
	3	0（0）	3（3）	
背景肝疾患（%）	HCV	30（79）	66（61）	0.181
	HBV	2（5）	19（17）	
	その他	6（16）	24（22）	
Child-Pugh分類（%）	A	31（82）	84（77）	0.563
	B	7（18）	25（23）	
	C	0（0）	0（0）	
LCSCJ stage（%）	II	2（5）	12（11）	0.344
	III	16（42）	30（28）	
	IV A	7（18）	21（19）	
	IV B	13（34）	46（42）	
BCLC stage（%）	A	1（3）	1（1）	0.812
	B	15（39）	44（40）	
	C	22（58）	63（58）	
	D	0（0）	1（1）	
肉眼的脈管浸潤あり		12（32）	28（26）	0.484
肝外転移あり		14（37）	51（47）	0.289
AST（U/L）		56	50	0.803
ALT（U/L）		36	37	0.352
T-Bil（mg/dL）		0.8	0.9	0.691
Alb（g/dL）		3.4	3.5	0.975
PT（%）		88.4	83.09	0.071
AFP（ng/mL）		144.2	145.9	0.946
PIVKA II（mAU/mL）		559.5	493.0	0.576
初期投与量（%）	200mg	1（3）	4（4）	0.448
	400mg	15（39）	31（28）	
	800mg	22（58）	74（68）	

血液検査値はすべて中央値で記載
ECOG PS: Eastern Cooperative Oncology Group performance status, HCV: hepatitis C virus, HBV: hepatitis B virus, LCSGJ: Liver Cancer Study Group, BCLC: Barcelona Clinic Liver Cancer, AST: Asparatate Aminotransferase, ALT: Alanine Aminotransferase, T-Bil: Total Bilirubin, Alb: Albumin, PT: Prothrombin Time, AFP: α-fetoprotein, PIVKA II : protein-induced vitamin K absence- II

表2 抗腫瘍効果

(1) RECIST ver.1.1

n（%）	高齢群(n=30)	非高齢群(n=95)	P value
CR	0	1	
PR	2	7	
SD	8	33	
PD	20	54	
奏効割合（%）	2（6.7）	8（8.4）	0.758
病勢制御割合（%）	10（33.3）	41（43.2）	0.342

CR: Complete Response, PR: Partial Response, SD: Stable Disease, PD: Progressive Disease

(2) modified RECIST

n（%）	高齢群(n=30)	非高齢群(n=95)	P value
CR	0	1	
PR	2	10	
SD	8	31	
PD	20	53	
奏効割合（%）	2（6.7）	11（11.6）	0.444
病勢制御割合（%）	10（33.3）	42（44.2）	0.294

CR: Complete Response, PR: Partial Response, SD: Stable Disease, PD: Progressive Disease

表3 有害事象

n（%）	高齢群(n=38)	非高齢群(n=109)	P value
すべての有害事象	37（97.4）	105（96.3）	0.762
grade3以上の有害事象	26（68.4）	49（45.0）	0.013
有害事象による薬剤減量	20（52.6）	65（59.6）	0.453
有害事象による薬剤中止	23（60.5）	54（49.5）	0.245

表4 Grade 3以上の有害事象の内容

n（%）	高齢群(n=38)	非高齢群(n=109)
倦怠感	1（2.6）	2（1.8）
発熱	0（0）	1（0.9）
高血圧	3（7.9）	3（2.8）
皮疹	1（2.6）	3（2.8）
手足症候群	8（21.1）	6（5.5）
食欲不振	1（2.6）	3（2.8）
下痢	1（2.6）	6（5.5）
嘔気	0（0）	1（0.9）
消化管出血	2（5.3）	2（1.8）
肝不全	2（5.3）	4（3.7）
肝機能障害	8（21.1）	16（18.3）
ビリルビン上昇	0（0）	6（5.5）
白血球低下	0（0）	1（0.9）
貧血	0（0）	2（1.8）
血小板低下	1（2.6）	5（4.6）

較検討を行った．抗腫瘍効果はRECIST ver.1.1とmodified RECISTの両方で評価を行った．生存解析にはKaplan-Meier法を用い，曲線間の比較はlog-rank法で行った．有害事象の判定にはCTCAE 4.0を用いて行った．

3 結果

1. 患者背景（表1）

高齢群は38例，非高齢群は109例であった．患者背景は肝予備能，肝癌stage，腫瘍マーカーを含めすべて2群間に有意差は認めなかった．

2. 抗腫瘍効果（表2）

抗腫瘍効果判定可能症例は高齢群30例，非高齢群95例の計125例であった．

RECIST ver.1.1での評価では奏効割合は高齢群で6.7％，非高齢群で8.4％であり，病勢制御割合はそれぞれ33.3％，43.2％であった．いずれも明らかな有意差は認めなかった．

Modified RECISTでの評価では奏効割合は高齢群で6.7％，非高齢群で11.6％であり，病勢制

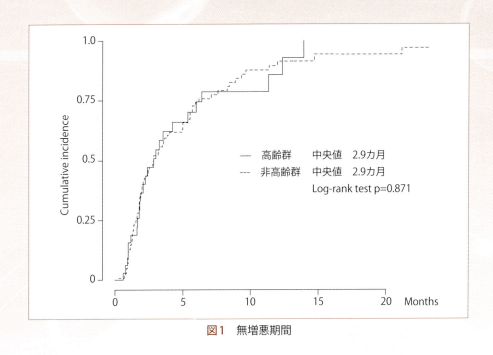

図1 無増悪期間

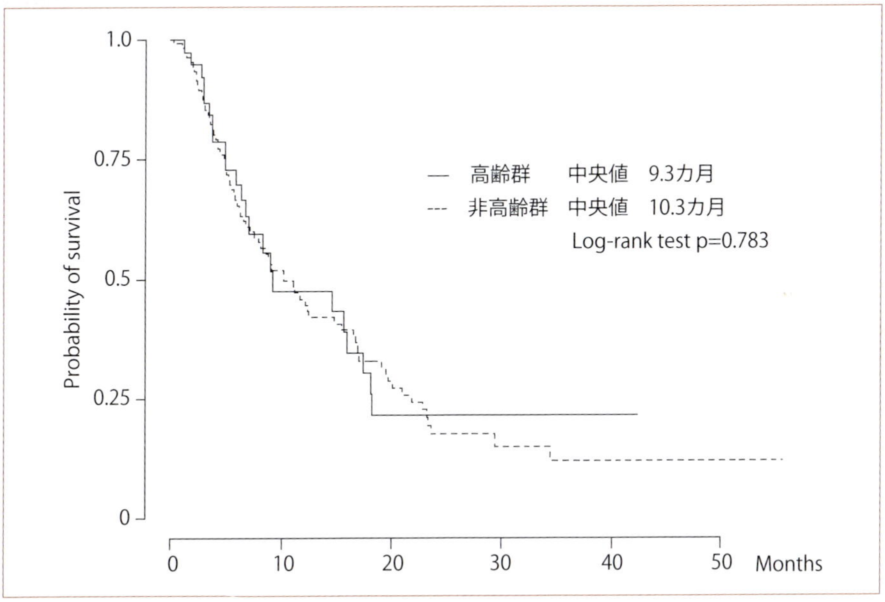

図2 生存期間

御割合はそれぞれ33.3％，44.2％であった．こちらも2群間に明らかな有意差は認めなかった．

3．無増悪期間（図1）

無増悪期間の中央値は高齢群で2.9カ月，非高齢群で2.9カ月と2群間に有意差は認めなかった．

4．生存期間（図2）

生存期間の中央値はそれぞれ9.3カ月と10.3カ月であった．こちらも統計学的有意差は認めなかった．

5．有害事象（表3，4）

全gradeの有害事象は高齢群で97.4％，非高

齢群で96.3％に認められた．

　Grade 3以上の有害事象に関してはそれぞれ68.4％，45.0％に認められ，高齢群で統計学的に有意に多く認められた(p＝0.013)．Grade 3以上の有害事象について内訳をみてみると，手足症候群が高齢群で21.1％，非高齢群で5.5％と高齢群でより多く発現しているようであった．有害事象による薬剤減量はそれぞれ52.6％，59.6％に認め，薬剤中止は60.5％，49.5％に認めた．いずれも2群間に有意な差は認めなかった．

4 結論

　高齢者肝細胞癌患者におけるSorafenib療法の有効性は非高齢者と比較しても有意差はない．ただし，重篤な有害事象をきたす可能性はあるため，副作用対策などをしっかり行い留意する必要がある．

▶ References

1) Llovet JM, Ricci S, Mazzaferro V et al：Sorafenib in advanced hepatocellular carcinoma. N Engl J Med 359：378-390, 2008
2) Cheng AL, Kang YK, Chen Z et al：Efficacy and safety of sorafenib in patients in the Asia-Pacific region with advanced hepatocellular carcinoma: a phase III randomised, double-blind, placebo-controlled trial. Lancet Oncol 10：25-34, 2009
3) Jo M, Yasui K, Kirishima T et al：Efficacy and safety of sorafenib in very elderly patients aged 80 years and older with advanced hepatocellular carcinoma. Hepatol Res, 2014
4) Montella L, Addeo R, Cennamo G et al：Sorafenib in elderly patients with advanced hepatocellular carcinoma: a case series. Oncology 84：265-272, 2013

＊　　＊　　＊

ワークショップ　分子標的薬に関する多施設共同研究から得られた知見

超高齢者に対するSorafenib治療の有効性・安全性
―京都肝癌分子標的治療研究グループ多施設共同研究―

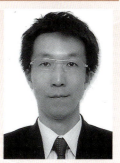

Efficacy and safety of sorafenib in very elderly patients aged 80 years old older with advanced hepatocellular carcinoma

城　正泰[1,2]・安居　幸一郎[1]・吉波　尚美[3]・西村　健[4]・島　俊英[5]・片山　貴之[6]
森　敬弘[7]・舟木　準[8]・田中　斉祐[9]・藤井　秀樹[10]・高見　史朗[2]・木村　浩之[11]
光本　保英[12]・伊藤　義人[1]

[1]京都府立医科大学 消化器内科　[2]大津市民病院 消化器内科　[3]京都市立病院 消化器内科　[4]京都府立医科大学附属北部医療センター 消化器内科　[5]済生会吹田病院 消化器内科　[6]福知山市民病院 消化器内科　[7]JR大阪鉄道病院 消化器内科　[8]康生会武田病院 消化器内科　[9]市立奈良病院 消化器肝臓センター　[10]愛生会山科病院 内科　[11]京都第一赤十字病院 消化器内科　[12]京都鞍馬口医療センター 消化器内科

Key Words ▶ 高齢者, 肝癌, Sorafenib

Abstract ▶【目的】肝細胞癌症例の高齢化に伴って，超高齢者に対するSorafenib治療の効果・安全性の解析は重要である．【方法】Sorafenibを導入した185例（年齢中央値71歳）を後ろ向きに解析した．評価項目は全生存期間，最良抗腫瘍効果，有害事象の頻度，投与期間，治療中止理由とし，80歳以上の24例と80歳未満の161例を比較した．【結果】80歳以上で脈管浸潤が少なく，開始量が少ない以外は，両群間で患者背景に有意な差はなかった．全症例の生存期間中央値（MST）は10.6カ月，80歳以上は11.7カ月，80歳未満は10.5カ月であった．MST，最良効果，有害事象，投与期間，中止理由で両群間に統計学的な差はなく，propensity scoreで患者背景をマッチングさせても，有害事象のAST・ALTの上昇以外は効果・安全性に差はなかった．【考察および結語】全身状態や有害事象に応じた適切な用量調節で，超高齢者も非高齢者と同等の効果と安全性を獲得できると考えられた．

1 はじめに

Sorafenibは切除不能肝細胞癌に対する標準的治療の1つである．本邦で保険認可された2009年以降，その効果や有害事象についてさまざまな報告がされてきた．一方，肝細胞癌患者の高齢化に伴い，特に超高齢者に対するSorafenib治療の効果・安全性の解析は重要である．

2 対象と方法

京都府立医科大学消化器内科およびその関連施設でSorafenibを導入した肝細胞癌患者185例を対象とし，後ろ向きに解析した．評価項目は，全生存期間，最良抗腫瘍効果（modified RECIST），投与期間，投与中止理由，有害事象（CTCAE ver.3）で，80歳以上を超高齢者と定義し，80歳未満の症例と比較した．また開始量800 mgと800 mg未満で分けて同様の比較検討

表1 患者背景

	Entire study cohort				Propensity-matched cohort		
	Total (n=185)	Age ≥80 (n=24)	Age <80 (n=161)	P value	Age ≥80 (n=24)	Age <80 (n=24)	P value
年齢	71 (22〜91)	82 (80〜91)	69 (22〜79)		82 (80〜91)	72 (55〜79)	
性別				0.32			0.74
男性	152 (82)	18 (75)	134 (83)		18 (75)	17 (71)	
女性	33 (18)	6 (25)	27 (17)		6 (25)	7 (29)	
病因				0.27			0.17
HBV	28 (15)	1 (4)	27 (17)		1 (4)	4 (17)	
HCV	111 (60)	16 (67)	95 (59)		16 (67)	17 (70)	
他	46 (25)	7 (29)	39 (24)		7 (29)	3 (13)	
Child-Pugh class				0.77			0.50
A	175 (95)	23 (96)	152 (94)		23 (96)	22 (92)	
B	10 (5)	1 (4)	9 (6)		1 (4)	2 (8)	
ECOG performance status				0.21			0.77
0	128 (69)	14 (58)	114 (71)		14 (58)	13 (54)	
1 or 2	57 (31)	10 (42)	47 (29)		10 (42)	11 (46)	
最大腫瘍径 (cm)	3.5 (0.5〜15.8)	2.4 (1〜13.0)	3.5 (0.5〜15.8)	0.28	2.4 (1〜13.0)	3.1 (1〜10)	0.44
腫瘍個数				0.87			1.00
単発	25 (14)	3 (13)	22 (14)		3 (13)	3 (13)	
多発	160 (86)	21 (87)	139 (86)		21 (87)	21 (87)	
脈管侵襲	47 (25)	2 (8)	45 (28)	0.04	2 (8)	2 (8)	1.00
肝外病変	73 (39)	6 (25)	67 (42)	0.12	6 (25)	6 (25)	1.00
Clinical Stage				0.01			0.66
I	1 (1)	1 (4)	0 (0)		1 (4)	0 (0)	
II	31 (17)	7 (29)	24 (15)		7 (29)	5 (21)	
III	60 (32)	9 (38)	51 (32)		9 (38)	8 (33)	
IVa	20 (11)	1 (4)	19 (12)		1 (4)	1 (4)	
IVb	73 (39)	6 (25)	67 (41)		6 (25)	10 (42)	
Alb (g/dL)	3.6 (1.9〜4.6)	3.6 (2.6〜4.3)	3.5 (1.9〜4.6)	0.99	3.6 (2.6〜4.3)	3.4 (2.5〜4.6)	0.64
糖尿病	53 (29)	8 (33)	45 (28)	0.58	8 (33)	6 (25)	0.52
HCC罹患期間 (month)	22 (0〜190)	32 (0〜95)	21 (0〜190)	0.28	32 (0〜95)	31 (0〜190)	0.68
前治療							
外科的切除	47 (25)	5 (21)	42 (26)	0.58	5 (21)	6 (25)	0.50
局所療法	93 (50)	16 (67)	77 (48)	0.08	16 (67)	17 (71)	0.75
TACE	143 (77)	18 (75)	125 (78)	0.77	18 (75)	22 (92)	0.12
放射線療法	16 (9)	3 (13)	13 (8)	0.47	3 (13)	2 (8)	0.50
全身化学療法	9 (5)	0 0	9 (6)	0.23	0 0	4 (16)	0.05
Sorafenib開始量 (mg/日)				<0.001			0.74
800	114 (62)	6 (25)	108 (67)		6 (25)	7 (38)	
600	5 (3)	0 (0)	5 (3)		0 (0)	1 (5)	
400	58 (31)	15 (63)	43 (27)		15 (63)	13 (50)	
200	8 (4)	3 (12)	5 (3)		3 (12)	3 (7)	

NOTE. Values are number (%) or median (range). Where no other unit is specified, values refer to number (%) of patients.

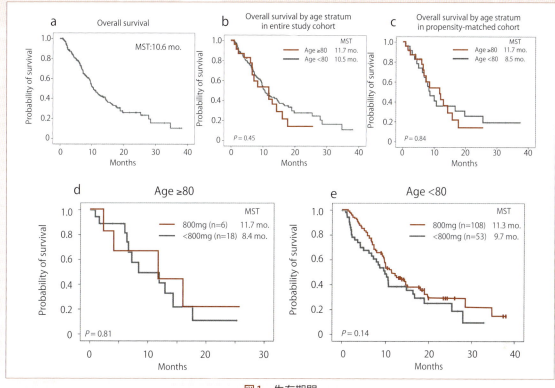

図1 生存期間

を行った.

3 結果

80歳以上で脈管浸潤が少なく,それに伴い進行度(Stage)が軽く,また開始量が少ない以外は,両群間で臨床背景に有意差はなかった(表1).全症例の生存期間中央値(MST)は10.6カ月,80歳以上は11.7カ月,80歳未満は10.5カ月で両群間に有意差はなかった(図1a,b).

臨床背景に差のあった項目をpropensity scoreを用いてマッチングさせても,MSTに有意差はなかった(表1,図1c).最良抗腫瘍効果は,全症例でCRが2%,PRが12%,SDが20%であった.

両群間に有意差はなく,マッチングさせたコホートでも有意差はなかった(表2a).

平均投与量は80歳以上で有意に少なかったが,投与期間,中止率,中止理由で両群間に差はなく,マッチングさせたコホートでも差はなかった(表2b).

主な有害事象は手足皮膚反応,倦怠感,高血圧,下痢,AST・ALTの上昇,T-Bilの上昇があった.全症例での全Gradeの発生頻度は手足皮膚反応49%,倦怠感33%,高血圧29%,下痢29%,AST・ALTの上昇15%,T-Bilの上昇10%であったが,両群間では差はなかった.マッチングさせたコホートでは,80歳以上で,AST・ALTの上昇が多かった(25% vs. 0%).また,Grade 3以上の項目についても,差はみられなかった(表3,図2).

続いて開始量800 mgと800 mg未満で分けて,同様の解析を行った.80歳以上では開始量でMST差はなく,80歳未満では800 mg開始の方が良好な傾向であった(800 mg開始11.3カ月,800 mg未満開始9.7カ月,p=0.14)(図1d,e).

表2a 最良効果

mRECIST	Entire study cohort				Propensity-matched cohort		
	Total (n=185)	Age ≥80 (n=24)	Age <80 (n=161)	P value	Age ≥80 (n=24)	Age <80 (n=24)	P value
Complete response	3 (2)	1 (4)	2 (1)	0.87	1 (4)	1 (4)	0.74
Partial response	22 (12)	3 (12)	19 (12)		3 (12)	2 (8)	
Stable disease	37 (20)	5 (21)	32 (20)		5 (21)	4 (17)	
Progressive disease	73 (39)	9 (38)	64 (40)		9 (38)	10 (42)	
Not evaluated	50 (27)	6 (25)	44 (27)		6 (25)	7 (29)	

表2b 投与量・投与期間・中止理由

	Entire study cohort				Propensity-matched cohort		
	Total (n=185)	Age ≥80 (n=24)	Age <80 (n=161)	P value	Age ≥80 (n=24)	Age <80 (n=24)	P value
平均投与量 (mg/day)	449 ± 162	373 ± 122	461 ± 165	0.004	373 ± 122	349 ± 131	0.40
投与期間 (month)	2.7 (0.1-30.6)	2.3 (0.2-24.1)	2.7 (0.1-30.6)	0.32	2.3 (0.2-24.1)	2.7 (0.4-30.2)	0.38
中止	158 (85)	20 (83)	138 (86)	0.75	20 (83)	23 (95)	0.17
中止理由				0.19			0.22
病状進行	74	6	68		6	12	
有害事象	73	13	60		13	11	
その他	11	1	10		1	0	

表3 主な有害事象

有害事象	Entire study cohort								Propensity-matched cohort					
	Total (n=185)		Age ≥80 (n=24)		Age <80 (n=161)		P value		Age ≥80 (n=24)		Age <80 (n=24)		P value	
	Any Grade	Grade 3	Any Grade	Grade 3	Any Grade	Grade 3	Any Grade	Grade 3	Any Grade	Grade 3	Any Grade	Grade 3	Any Grade	Grade 3
手足皮膚反応	90(49)	14(8)	10(42)	1(4)	80(50)	13(8)	0.46	0.49	10(42)	1(4)	7(29)	3(13)	0.36	0.30
倦怠感	61(33)	6(3)	7(29)	0(0)	54(34)	6(4)	0.67	0.33	7(29)	0(0)	8(33)	2(8)	0.75	0.24
高血圧	54(29)	9(5)	8(33)	0(0)	46(29)	9(6)	0.63	0.23	8(33)	0(0)	5(21)	0(0)	0.32	1.00
下痢	53(29)	2(1)	5(21)	0(0)	48(30)	2(1)	0.36	0.58	5(21)	0(0)	7(29)	1(4)	0.36	0.50
AST・ALTの上昇	27(15)	7(4)	6(25)	1(4)	21(13)	6(4)	0.12	0.91	6(25)	1(4)	0(0)	0(0)	0.01	0.50
T-BiLの上昇	19(10)	4(2)	3(13)	1(4)	16(10)	3(2)	0.69	0.46	3(13)	1(4)	2(8)	0(0)	0.50	0.50

　全症例での平均投与量は800 mg開始で有意に多いが，投与期間，中止率，中止理由に差はなかった．これらを80歳以上，80歳未満でそれぞれ解析しても同様の結果であった（表4）．有害事象は800 mg開始の80歳以上で，手足皮膚反応，下痢の頻度が有意に多く（手足皮膚反応：83％ vs. 28％，下痢：67％ vs. 6％），80歳未満では手足皮膚反応と高血圧が有意に多かった（手

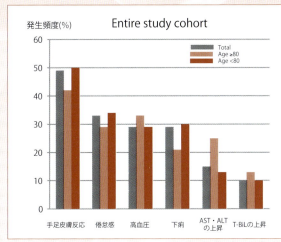
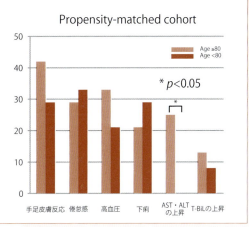

図2 主な有害事象の頻度

表4 投与量・投与期間・中止理由－開始量 800mg vs. <800mg －

開始量（mg/day）	Total（n=185）			Age ≥80（n=24）			Age <80（n=161）		
	800 (n=114)	<800 (n=71)	P value	800 (n=6)	<800 (n=18)	P value	800 (n=108)	<800 (n=53)	P value
平均投与量（mg/day）	504 ± 162	356 ± 112	<0.001	525 ± 106	321 ± 76	0.001	502 ± 165	368 ± 121	<0.001
投与期間（month）	3.3 (0.3–30.6)	2.6 (0.1–30.2)	0.17	3.6 (0.4–7.2)	1.9 (0.2–24.1)	0.64	3.3 (0.3–30.6)	2.2 (0.1–30.2)	0.35
中止	97（85）	61（85）	0.87	6（100）	14（77）	0.28	91（84）	47（88）	0.3
中止理由			0.96			0.79			0.93
病状進行	46	28		2	4		44	24	
有害事象	44	29		4	9		40	20	
その他	7	4		0	1		7	3	

表5 主な有害事象－開始量 800mg vs. <800mg －

	Age ≥80 (n=24)						Age <80 (n=161)					
	800 (n=6)		<800 (n=18)		P value		800 (n=108)		<800 (n=53)		P value	
	Any Grade	Grade 3	Any Grade	Grade 3	Any Grade	Grade 3	Any Grade	Grade 3	Any Grade	Grade 3	Any Grade	Grade 3
手足皮膚反応	5 (83)	0 (0)	5 (28)	1 (6)	0.02	0.75	61 (56)	8 (7)	19 (36)	5 (9)	0.01	0.77
倦怠感	3 (50)	0 (0)	4 (22)	0 (0)	0.21	NA	40 (37)	6 (6)	14 (26)	0 (0)	0.17	0.08
高血圧	4 (67)	0 (0)	4 (22)	0 (0)	0.06	NA	38 (35)	6 (6)	8 (15)	3 (6)	0.008	0.66
下痢	4 (67)	0 (0)	1 (6)	0 (0)	0.006	NA	32 (30)	1 (1)	16 (30)	1 (2)	0.94	0.55
AST・ALTの上昇	1 (17)	0 (0)	5 (28)	1 (6)	0.51	0.75	11 (10)	3 (3)	10 (19)	3 (6)	0.12	0.3
T-Bilの上昇	1 (17)	1 (17)	2 (11)	0 (0)	0.59	0.25	10 (9)	3 (3)	6 (11)	0 (0)	0.68	0.29

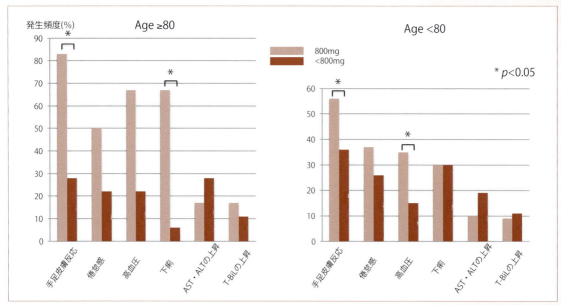

図3 主な有害事象の頻度（年齢別）－開始量800mg vs. <800mg－

足皮膚反応：56% vs. 36%，高血圧：35% vs. 15%）（**表5**，**図3**）．

4 考察

　肝細胞癌に対するSorafenib治療は2つの大規模ランダム化第Ⅲ相試験であるSHARP試験[1]，Asia-Pacific試験[2]において，プラセボとの比較で生存期間の延長が確認された．SHARP試験での平均年齢は64.9歳で，MSTは10.7カ月，Asia-Pacific試験での年齢中央値は51歳で，MSTは6.5カ月であった．

　今回われわれが行った解析の対象は，これらの試験と比較し，年齢中央値が71歳と高齢であったが，MSTは同等またはより長い結果であった．80歳以上の症例と80歳未満の症例の比較では，全生存期間，最良抗腫瘍効果，有害事象の頻度・Gradeに有意差はなかったが，80歳以上の800mgでの開始が有意に少なかった．減量開始は主治医の判断によるものであったが，それにより80歳以上でも80歳未満と同等の投与期間を確保でき，結果として同等の治療効果

が得られた．

　主な有害事象の内訳は，SHARP試験，Asia-Pacific試験と同様であったが，その発生頻度は異なっていた．例えば，手足皮膚反応の頻度は，本研究（49%）とAsia-Pacific試験（45%）が，SHARP試験（21%）より高かった．下痢の頻度は，本研究（29%）とAsia-Pacific試験（25%）が，SHARP試験（39%）より低かった．倦怠感・高血圧の頻度は，本研究（33%・29%）が，SHARP試験（22%・5%），Asia-Pacific試験（20%・18%）より高かった．これらの違いは，人種や年齢，病状によるものかもしれないが，正確な理由は不明である．

　高齢者の進行肝細胞癌に対するSorafenib治療の効果と安全性については，いくつかの報告があるが，減量投与で安全に治療が行えて効果にも差がないとする結論が主である[3-6]．過去の報告はいずれも，年齢のカットオフを70か75歳までとしているが，本研究は超高齢者である80歳以上で解析し，同様の結果を確認した．

5 結語

　進行肝細胞癌に対するSorafenib治療は，全身状態や有害事象に応じた適切な用量調節によって，超高齢者も非高齢者と同等の効果と安全性を獲得できると考えられた．

▶ References

1) Llovet JM, Ricci S, Mazzaferro V et al : Sorafenib in advanced hepatocellular carcinoma. N Engl J Med 359 : 378–390, 2008
2) Cheng AL, Kang YK, Chen Z et al : Efficacy and safety of sorafenib in patients in the Asia-Pacific region with advanced hepatocellular carcinoma: a phase Ⅲ randomised, double-blind, placebo-controlled trial. Lancet Oncol 10 : 25–34, 2009
3) Morimoto M, Numata K, Kondo M et al : Higher discontinuation and lower survival rates are likely in elderly Japanese patients with advanced hepatocellular carcinoma receiving sorafenib. Hepatol Res 41 : 296–302, 2011
4) Montella L, Addeo R, Cennamo G et al : Sorafenib in elderly patients with advanced hepatocellular carcinoma: a case series. Oncology 84 : 265–272, 2013
5) Di Costanzo GG, Tortora R, De Luca M et al : Impact of age on toxicity and efficacy of sorafenib-targeted therapy in cirrhotic patients with hepatocellular carcinoma. Med Oncol 30 : 446, 2013
6) Wong H, Tang YF, Yao TJ et al : The outcomes and safety of single-agent sorafenib in the treatment of elderly patients with advanced hepatocellular carcinoma (HCC). Oncologist 16 : 1721–1728, 2011

＊　　　＊　　　＊

ワークショップ　分子標的薬に関する多施設共同研究から得られた知見

多施設共同研究によるSorafenibの実臨床データ
―Kanagawa Liver Study Group―

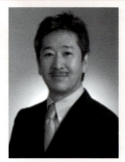

Field practice data of sorafenib treatment for hepatocellular carcinoma: a multicenter study in Kanagawa

森本　学[1,3]　　沼田 和司[1]　　近藤 正晃[1]　　日高　央[2]　　中澤 貴秀[2]　　奥脇 祐介[2]
高田 樹一[2]　　小林　智[3]　　上野　誠[3]　　大川 伸一[3]　　奥瀬 千晃[4]　　松永 光太郎[4]
鈴木 通博[4]　　田中 克明[1]

[1] 横浜市立大学附属市民総合医療センター 消化器病センター　[2] 北里大学病院 消化器内科
[3] 神奈川県立がんセンター 消化器内科　[4] 聖マリアンナ医科大学病院 消化器肝臓内科

Key Words ▶ Sorafenib, 減量開始, 高齢, 副作用, 開始用量

Abstract ▶ 神奈川4施設のSorafenib治療症例を集計し, 実臨床における同薬の効果と安全性について検討した. 導入初期例の解析では副作用のため短期間で治療中止となる例が多く, 治験の治療成績を再現できたとは言いがたかったが, 直近までの症例を含めると成績は向上しつつある. 臨床現場では, 年齢や体格あるいは肝機能に応じて開始用量を減量して導入することも少なくないが, 背景をマッチングさせて解析してみると推奨用量で開始した例に比べて副作用の発生は少なく治療成績は同等であった. 減量開始は今後の治療オプションと考えうる. 一方, 「脈管侵襲」, 「ECOG-PS」, 「AST値」, 「アルブミン値」, 「PIVKA-II値」, 「CRP値」などは予後予測因子であった. 実臨床においては患者背景を考慮しながら導入していくことが肝要と考えられた.

1 背景と目的

本邦における肝細胞癌治療の実臨床に経口分子標的薬Sorafenibが導入されて5年が経過した. Sorafenibは海外におけるphase 3試験[1,2]のポジティブな結果をもって国内承認となったが, 日本人の肝細胞癌患者においては, phase 1試験[3]に登録されたごく少数例の使用経験だけであった. さらに, 肝細胞癌治療における初の分子標的薬導入とあって, 実地臨床医の使用経験も乏しかった. Sorafenibをいかにして有効に使用しうるか模索する中で, 神奈川県内で肝癌治療を扱う4つの専門施設(Kanagawa Liver Study Group)では導入当初より症例を収集して, 実臨床における同薬の安全性や効果の検討を繰り返してきた. 本発表ではこれまでの検討内容を提示するとともに, 直近337例における臨床成績についても解析した.

2 対象と方法

2009年6月～2013年12月までに神奈川県内4施設(横浜市立大学附属市民総合医療センター, 北里大学病院, 神奈川県立がんセンター, 聖マリアンナ医科大学病院)においてSorafenibが投与された進行肝細胞癌例を集計した. 検討内容は, 以下の4つである.

表1 Sorafenib症例の背景と治療成績－神奈川4施設と治験例の比較－

	神奈川4施設		SHARP trial[†] n=299	Asia-P trial[‡] n=150	P1 trial in Japan[§] n=27
	～2010年2月 n=76	～2013年12月 n=337			
年齢（歳）	70.3	70	64.9	51	70
背景肝疾患HCV（%）	61.8	55.8	29	10.7	74.1
脈管侵襲（%）	31.6	32.9	36	36	7.4
肝外転移（%）	25	35.9	53	68.7	25.9
治療期間（月）	1.7	2.6	5.3		5
Grade3-4副作用（%）	47.4	53.1		30.9	85.2
効果 CR+PR（%）/SD（%）	6.6 / 26.3	5.3 / 33.8	2.0 / 71.0	3.3 / 54.0	3.7 / 77.8
画像増悪期間（月）	2.9	2.7	5.5	2.8	4.9
全生存期間（月）	8.1	9.7	10.7	6.5	15.6

[†] SHARP trial[1]
[‡] Asia-Pacific trial[2]
[§] Phase 1 trial in Japan[3]

1. Sorafenib導入初期の症例背景，治療期間，副作用，治療成績について（n＝76）
2. 体表面積の副作用や治療成績への関与について（n＝64）
3. Sorafenibが減量開始される背景の検討と副作用，治療成績について（n＝218）
4. 直近までの全データにおける治療成績，生存因子について（n＝337）

群間差にはFisherのχ²検定，平均値の検定にはt検定を用いた．生存期間あるいは画像増悪期間の解析にはKaplan-Meier法を用い，生存に関わる因子の解析にはCox回帰モデルを用いた多変量解析を行った．P値は0.05未満を有意差ありとした．

3 結果

1. 導入初期1年における4施設の症例背景，治療期間，治療成績を示す（表1）．海外で実施されたphase 3試験へのエントリー患者と比較すると，本邦の治療対象例はHCVを背景とする高齢患者が多いことが特徴である一方，脈管侵襲例や肝外転移例の割合は同等であった．実投与期間が2カ月未満と非常に短く，その背景として副作用中止例が多かった．治療効果ではSDが得られた例が少なく，生存期間が8.1カ月であり，期待する成績には至らなかった．Grade 3（CTCAE v3.0）以上の副作用をきたす背景としては「Child-Pugh B」（$P＝0.015$），「脈管侵襲」（$P＝0.032$），「導入初期症例（本邦承認4カ月以内に開始）」（$P＝0.010$）が多変量解析で有意であった[4]．

また，当初より3割の症例においては主治医の判断で減量開始がなされていたが，実臨床においては高齢者を対象とすることが少なくないこと，また有害事象による治療中止が全体の治療効果減弱につながっている可能性が背景にあると推察された．そこで，年齢と副作用の発現率や治療中止率を開始用量別に検討した．Sorafenib治療の中止理由として，副作用によるものは75歳未満（非高齢）であれば17.3％であったのに対し，75歳以上（高齢）では33.3％であった．このうち，減量開始例に限れば高齢，非高齢に差はなかったが，推奨用量で開始された例

表2 患者年齢と開始用量からみた Sorafenib 治療の中止理由

	75歳未満			75歳以上		
	Total	開始用量		Total	開始用量	
		減量[†] n=12	推奨用量[‡] n=40		減量[†] n=12	推奨用量[‡] n=12
副作用中止 n（%）	9 (17.3)	3 (25.0)	6 (15.0)[§]	8 (33.3)	3 (25.0)	5 (41.7)[§]
病勢進行中止 n（%）	22 (42.3)	4 (33.3)	18 (45.0)	8 (33.3)	4 (33.3)	4 (33.3)

n=76
[†] Sorafenib を減量して（1日400mg 内服）開始した群
[‡] Sorafenib を推奨用量で（1日800mg 内服）開始した群
[§] $P=0.001$

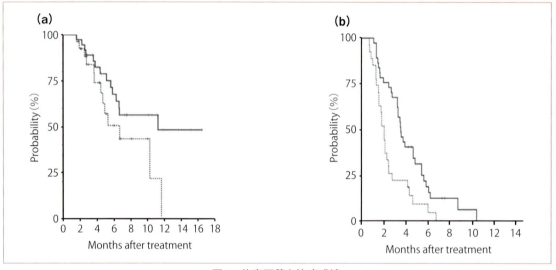

図1 体表面積と治療成績

体表面積を 1.6 m² 以上群（実線）と 1.6 m² 未満群（破線）に層別化した．(a) 生存期間中央値は 11.2 カ月（1.6 m² 以上群）に対し，6.6 カ月（1.6 m² 未満群）（HR=0.53, 95%CI: 0.25–1.15, $P=0.10$）．(b) 画像増悪期間中央値は 3.6 カ月（1.6 m² 以上群）に対し，2.1 カ月（1.6 m² 未満群）（HR=0.45, 95%CI: 0.27–0.77, $P=0.003$）

の検討では，高齢者は非高齢者に比し副作用中止例が多かった（41.7% vs. 15.0%, $P=0.001$）（表2）．副作用の内訳では，「食欲不振」が推奨用量開始例において高齢者が非高齢者より有意に高率であった（全 grade：75% vs. 22.5%, $P<0.01$; grade 3–4：33.3% vs. 2.5%, $P<0.01$）[5]．

2. 体表面積を 1.6 m² 以上と未満に分けて Sorafenib 治療の安全性と有効性について検討した（n=64）．副作用の発現率においては，血小板数減少（全 grade）が 1.6 m² 以上群において有意に低率であった（18.9% vs. 44.4%, $P=0.027$）．服薬状況については，1.6 m² 以上群は 1.6 m² 未満群に比し dose intensity は低かったものの（64.9% vs. 66.7%, $P=0.007$），治療は長期間にわたり（91.1日 vs. 30.6日, $P=0.008$），総投与量も有意に多かった（63,145.9 mg vs. 33,111.1 mg, $P=0.001$）．治療成績の比較では，病勢制御率（RECIST）は 37.8% と 33.3% で差はなかったが，全生存期間や画像増悪期間において 1.6 m² 以上群が長期を獲得した（全生存期間：11.2 カ月 vs. 6.6 カ月，$P=0.10$；画像増悪期間：3.6 カ月 vs. 2.1 カ月，$P=0.003$）（図1a, 1b）[6]．

表3 Sorafenibが減量開始された患者背景

	単変量解析	多変量解析	
	P	Odds ratio (95%CI)	P
性別（女性 vs. 男性）	0.008	2.19 (0.74–6.49)	0.07
年齢（歳）	<0.001	1.10 (1.05–1.15)	<0.001
体重（kg）	0.006	0.99 (0.91–1.07)	0.800
体表面積（m²）	0.002	0.62 (0.00–76.9)	0.845
ECOG PS （0–1 vs. 2）	0.806		
BCLC stage （C vs. B）	0.094	2.85 (0.69–11.8)	0.149
TNM stage （IV vs. II/III）	0.040	3.63 (0.87–15.1)	0.077
脈管侵襲（有 vs. 無）	0.575		
肝外転移（有 vs. 無）	0.243		
AST （IU/L）	0.449		
ビリルビン（mg/dL）	0.534		
アルブミン（g/dL）	0.015	0.51 (0.24–1.08)	0.077
血小板数（μL）	0.700		
Alpha-fetoprotein （ng/mL）	0.349		
PIVKA-II （mAU/mL）	<0.001	1.00 (1.00–1.00)	0.599

n=218
ECOG-PS, Eastern Cooperative Oncology Group-performance status; BCLC, Barcelona Clinic Liver Cancer; TNM, tumor-node-metastasis staging revised by the Liver Cancer Study Group of Japan; AST, aspartate aminotransferase; PIVKA-II, protein induced by vitamin K absence or antagonists-II; CI, confidence interval

3. Sorafenibの開始用量についてその実態を調査したところ（n＝218），「性別」，「年齢」，「体重」，「体表面積」，「アルブミン値」などを主治医が考慮して減量開始を選択していることがわかった．多変量解析では「年齢」が減量開始の有意な因子として残った（表3）．背景因子をマッチングさせて副作用の発現率を再解析すると，マッチング後でもHand-foot-skin reactionや下痢，疲労，血圧上昇，ビリルビン上昇などは，推奨用量開始例のほうが有意に高率であった（表4）．しかし，推奨用量開始例と減量開始例の比較において，全生存期間中央値は8.8カ月 vs. 10.2カ月（P＝0.911）（図2a），無増悪生存期間中央値は2.5カ月 vs. 3.8カ月（P＝0.143）（図2b）と，両者に違いはなかった[7]．

4. 直近までの全症例（n＝337）の患者背景は，当初1年目の背景とは大きな違いは認めない（表1）．しかし，治療期間は延長し，RECIST判定ではSD例が当初より増加した．無増悪生存期間中央値は2.7カ月（95% CI：2.3〜3.1），全生存期間中央値は9.7カ月（95% CI：8.5〜10.9）が得られ，全生存期間はわずかに延長した．一方，副作用による中止例の割合や，grade 3以上の重篤な副作用例の割合はやや増加した．

長期生存に寄与する因子の検討では，治療前背景として「脈管侵襲なし」，「ECOG-PS 0」，「AST 60 IU/L未満」，「アルブミン3.5 g/dL以上」，「PIVKA-II 1,000 mAU/mL未満」，「CRP 1.0未満」が有意であった（表5）．副作用発現と長期生存の関係では，「手足皮膚反応」，「下痢」，「高血圧」

表4 開始用量以外の背景因子をマッチング後の副作用発現率

		開始用量		p
		推奨用量[‡] n＝57	減量[†] n＝57	
全副作用 n（％）	全grade	55（96.5）	56（98.2）	0.558
	Grade 3-4	38（66.7）	27（47.4）	0.037
手足皮膚反応 n（％）	全grade	34（59.6）	23（40.4）	0.039
	Grade 3-4	11（19.3）	6（10.5）	0.189
皮疹 n（％）	全grade	15（26.3）	11（19.3）	0.372
	Grade 3-4	2（3.5）	2（3.5）	1.000
下痢 n（％）	全grade	26（45.6）	13（22.8）	0.010
	Grade 3-4	4（7.0）	2（3.5）	0.402
食欲不振 n（％）	全grade	30（52.6）	23（40.4）	0.189
	Grade 3-4	11（19.3）	6（10.5）	0.189
疲労 n（％）	全grade	32（56.1）	21（36.8）	0.039
	Grade 3-4	1（1.8）	3（5.3）	0.309
高血圧 n（％）	全grade	20（35.1）	20（35.1）	1.000
	Grade 3-4	6（10.5）	0（0）	0.012
血小板数減少 n（％）	全grade	31（54.4）	17（29.8）	0.008
	Grade 3-4	4（7.0）	4（7.0）	1.000
AST増加 n（％）	全grade	36（63.2）	31（54.4）	0.341
	Grade 3-4	11（19.3）	8（14.0）	0.451
ビリルビン増加 n（％）	全grade	26（45.6）	10（17.5）	0.001
	Grade 3-4	5（8.8）	1（1.8）	0.093

AST, aspartate aminotransferase
[†] Sorafenibを減量して（1日400mg内服）開始した群
[‡] Sorafenibを推奨用量で（1日800mg内服）開始した群

の出現がポジティブな予後因子であった（表6）．6つの治療前因子を各1点として0点から6点までスコア化してKaplan-Meier曲線を求めるとスコア0点，1点，2点，3点，4点，5点，6点の症例の生存中央値はそれぞれ29カ月，15カ月，10カ月，6カ月，5カ月，3カ月，3カ月であった．

4 考案とまとめ

本邦実臨床におけるSorafenib治療の効果と安全性を探るために，神奈川4施設の症例を集計した．導入初期例の検討では副作用のため短期間で治療中止となる例が多く，治験の治療成績を再現し得たとは言いがたかったが，その後の症例を合わせると治療成績は向上しつつあると思われる．臨床現場では高齢者や小柄な患者，

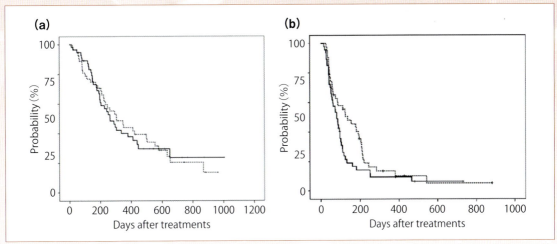

図2 開始用量と治療成績
開始用量を推奨用量群(実線)と減量開始群(破線)に層別化し,それ以外の背景因子をマッチングさせた.(a)全生存期間,および(b)画像増悪期間とも開始用量では差を認めない.

表5 治療前背景からみたSorafenibの長期予後予測

	単変量解析	多変量解析	
	P	P	Odds ratio
年齢75歳未満	0.338		
体表面積1.6 m² 以上	0.315		
男性	0.647		
脈管侵襲なし	<0.001	0.009	1.47
肝外転移なし	0.389		
ECOG-PS 0	<0.001	0.001	1.64
AST 60 IU/L 未満	<0.001	<0.001	1.77
アルブミン3.5 g/dL 以上	<0.001	0.047	1.33
ビリルビン1.0 mg/dL 未満	0.012	0.320	
血小板数13万/μL以上	0.074		
Alpha-fetoprotein 1,000 ng/mL 未満	<0.001	0.551	
PIVKA-II 1,000 mAU/mL 未満	<0.001	<0.001	1.82
C-reactive protein 1.0未満	<0.001	0.004	1.61

n = 337
ECOG-PS, Eastern Cooperative Oncology Group-performance status; AST, aspartate aminotransferase; PIVKA-II, protein induced by vitamin K absence or antagonists-II

あるいは肝機能低下患者には減量して治療開始されることが少なくないが,背景をマッチングさせると,減量開始した例は推奨用量開始した例に比し,少ない副作用で同等の治療成績が得られていた.「脈管侵襲」,「ECOG-PS」,「AST値」,「アルブミン値」,「PIVKA-Ⅱ値」,「CRP値」などが実臨床における予後予測因子であった.これらの因子はSorafenibに特異的な効果予測因子で

表6 副作用発現からみたSorafenibの長期予後予測

	単変量解析
	p
Grade 3以上の全副作用‡	0.605
手足皮膚反応†	0.001
下痢†	0.002
高血圧†	0.037
食欲不振‡	0.004
AST上昇‡	0.215
ビリルビン上昇‡	0.020

n=337
AST, aspartate aminotransferase
†出現するほうが予後良好
‡出現するほうが予後不良

はなく，進行肝細胞癌患者の予後予測因子を見いだしたにすぎないかもしれない．しかし，実臨床においてはこういった因子を考慮しながら症例選択を行い，また開始用量を調節して導入していくことが肝要と考えられた．

References

1) Llovet JM, Ricci S, Mazzaferro V et al : Sorafenib in advanced hepatocellular carcinoma. N Engl J Med 359 : 378-390, 2008
2) Cheng AL, Kang YK, Chen Z et al : Efficacy and safety of sorafenib in patients in the Asia-Pacific region with advanced hepatocellular carcinoma: a phase III randomised, double-blind, placebo-controlled trial. Lancet Oncol 10 : 25-34, 2009
3) Furuse J, Ishii H, Nakachi K et al : Phase I study of sorafenib in Japanese patients with hepatocellular carcinoma. Cancer Sci 99 : 159-65, 2008
4) 森本 学，沼田和司，近藤正晃，他：進行肝細胞癌に対するSorafenibの有効性と安全性－Kanagawa Liver Study Groupによる多施設共同研究－．肝臓 51 : 411-417, 2010
5) Morimoto M, Numata K, Kondo M et al : Higher discontinuation and lower survival rates are likely in elderly Japanese patients with advanced hepatocellular carcinoma receiving sorafenib. Hepatol Res 41 : 296-302, 2011
6) Kobayashi S, Ohkawa S, Kondo M et al：進行肝細胞癌に対するSorafenib治療成績の体格による影響の検討．癌と化学療法 39 : 1065-1070, 2012
7) Morimoto M, Numata K, Kondo M et al : Field practice study of half-dose sorafenib treatment on safety and efficacy for hepatocellular carcinoma: a propensity score analysis. Hepatol Res, 2014 (in press)

* * *

ワークショップ 分子標的薬に関する多施設共同研究から得られた知見

香川県下におけるSorafenibの使用経験
―開始容量，肝機能，副作用の検討―

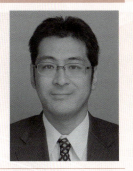

Clinical outcome of sorafenib with unresectable hepatocellular carcinoma in multicenter study in kagawa prefecture

小川　力[1]　荒澤 壮一[1]　出田 雅子[1]　柴峠 光成[1]　馬場 伸介[2]　妹尾 知典[2]
永野 拓也[2]　高口 浩一[2]　谷　丈二[3]　三好 久昭[3]　正木　勉[3]　守屋 昭男[4]
安東 正晴[4]　出口 章広[5]　國分 泰孝[6]　工藤 正俊[7]

[1] 高松赤十字病院 消化器内科　[2] 香川県立中央病院 消化器内科　[3] 香川大学医学部附属病院 第3内科
[4] 三豊総合病院 消化器内科　[5] 香川労災病院 内科　[6] 同　外科　[7] 近畿大学医学部附属病院 消化器内科

Key Words ▶ Sorafenib，多施設共同，HFS，減量投与，Child Pugh

Abstract ▶ 香川県下の5施設でSorafenibを投与した236例について，開始時Child Pugh scoreと，内服開始容量の成績について報告する．Sorafenib開始時のChild-Pugh scoreは全体の23.0%がChild-Pugh A以外での投与であった．Sorafenib開始容量は，800mg開始は10.2%であり，400mg開始が61.5%と最も多く，Child-Pugh score，開始容量とも施設間で大きな差を認めた．TTPは3.7カ月，OS（MST）は13.3カ月であり，全体の奏効率はCR 3%，PR 8.4%の11.4%であり，腫瘍制御率は48.1%であった．開始時のChild-Pugh score別のOSに関しては200mg開始症例，400mg開始症例ともにChild-Pugh AがChild-Pugh Bよりも有意差をもって成績は良好であり，Child-Pugh A-5点とA-6点およびChild-Pugh Bの生存曲線に関しても有意差をもってChild-Pugh A-5点が良好であった（P<0.0001）．手足症候群を認めた症例と，認めなかった症例との間には，有意差をもって手足症候群を認めた症例のほうが生存率は良好であった（p=0.0021）．

1 背景

Sorafenibが認可され約4年が経過しているが，800 mg以外での開始，およびChild-Pugh A以外での投与の成績に関してはまだ一定の見解を得ていない．今回われわれは2009年6月～2013年12月まで香川県下の5施設でのSorafenibを投与した236例の使用経験をまとめたため報告する．

2 結果

背景は，性別　男性188人と女性48人，平均年齢は72.4±9.85歳（30～90歳），平均身長は160.1±0.09 cm（125.7～179 cm），平均体重は58.4±11.5 kg（27～99.9 kg）であった．背景肝に関しては，HBVが36人，HCVが133人，alcoholが12人，その他が55人であり，HCCの既往に関しては，初発が48人，再発が188人で，HCCの前治療歴の有無に関しては，ありが220人，なしが16人であった．Sorafenibの開

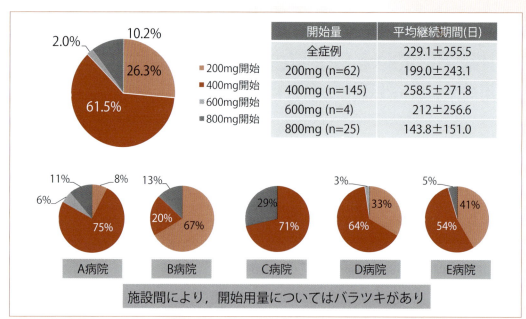

図1 施設別のネクサバールの開始用量

始用量に関しては、平均開始容量が393.2±168 mg/日（200〜800 mg）であり、Sorafenib開始時のChild-Pugh scoreに関しては、A-5点が97人、A-6点が84人、B-7点が33人、B-8以上が22人であった。Sorafenib開始時のstageは、stage Iが6人、stage IIが40人、stage IIIが65人、stage IVAが48人、stage IVBが77人であった。今回の検討の平均観察期間は339.0±295日（2〜1,233日）で、Sorafenib導入の理由は、TACE不応が38.6％、遠隔転移が38.6％、TACE不能が9.7％、高度血管浸潤が11.9％、その他が1.3％であった。なお遠隔転移部位に関しては、肺36例、リンパ節28例、骨24例、腹膜播種10例、副腎10例であった（同一症例の重複を含む）。Sorafenibの治療成績は、TTPは3.7カ月、OS（MST）は13.3カ月であった。CR、PR、SD、PD、NDはそれぞれ7、20、87、97、26（例）であった。全体の奏効率はCR 3％、PR 8.4％の11.4％であり、腫瘍制御率は48.1％であった。Sorafenibの開始用量について述べる。全体では200 mg開始が62例、400 mg開始が145例と最も多く、600 mg開始が4例、800 mg開始は25例であった。全体

のSorafenib平均継続内服期間は229.1±255.5日であり、200 mg、400 mg、600 mg、800 mgのそれぞれの平均内服期間は199.6日、258.5日、212.0日、143.8日であった。

またSorafenibの開始容量は、図1に示すように施設間でばらつきがあり、400 mgもしくは800 mgでしか開始していない施設もあれば、200 mg投与が全体の67％を占める施設もあるとの結果であった。香川県下では400 mg開始が全体では61.5％と最も多く、800 mg開始は全体の10.1％と全体の1割であった。なお、26.3％は200 mg開始と少量からの開始となっていた。

図2に、200 mg投与と400 mg投与の背景の違いについて述べる。有意差を認めた項目は、初発例/再発例と、開始時のChild-Pugh scoreであった。初発例/再発例に関しては、200 mg開始が初発18例、再発36例であったのに対し、400 mg開始投与例が初発23例、再発103例であり、有意差をもって200 mg開始投与症例に初発症例の占める割合が多かった（p＝0.027）。このことは初発症例でありながら、Sorafenibの対象となる進行したstageで発見された肝機能の悪

表1 200mg投与と400mg投与の背景の違い

	200mg 開始 62例	400mg 開始 145例	P
性別(男/女)	46/16	117/28	NS
年齢(70歳未満/70歳以上)	20/42	57/88	NS
身長(160cm以上/160cm未満)	33/27	84/60	NS
体重(60kg以上/60kg未満)	20/40	60/84	NS
背景(HBV/HCV/alcohol/その他)	6/39/3/14	23/80/9/28	NS
初発/再発	18/36	23/103	0.027
腫瘍個数(3個以下/4個以上)	19/39	51/76	0.0422
Child Pugh (A/B)	34/28	120/25	<0.001
AFP≦10/AFP>10	13/47	37/107	NS
PIVKA-Ⅱ≦40/PIVKA-Ⅱ>40	11/45	29/114	NS
AFP-L3≦10/AFP-L3>10	6月17日	21/60	NS
stage (Ⅰ/Ⅱ/Ⅲ/Ⅳa/Ⅳb)	0/12/12/16/14	2/23/34/26/41	

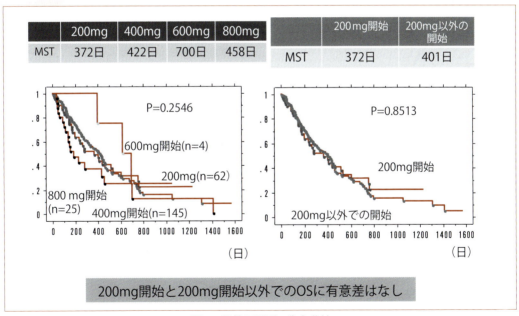

図2 開始用量別の生存曲線

い症例に対し，evidenceのある有効な治療法がないためにSorafenibを減量投与で開始した症例が多いことが示唆された．Child-Pugh scoreに関しても，200 mg開始投与症例ではChild-Pugh Aが34例，Child-Pugh Bが28例に対し，400 mg開始症例はAが120例，Bが25例と，200 mg開始投与症例にはChild-Pugh Bの投与開始症例が有意差をもって多かった(p＜0.001)．これは本来Sorafenibの対象ではない肝機能が悪い症例には，安全性を考え減量にて開始する傾向がある

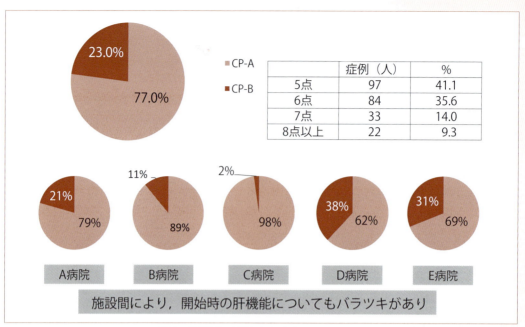

図3　施設別の開始時のChild-Pugh score

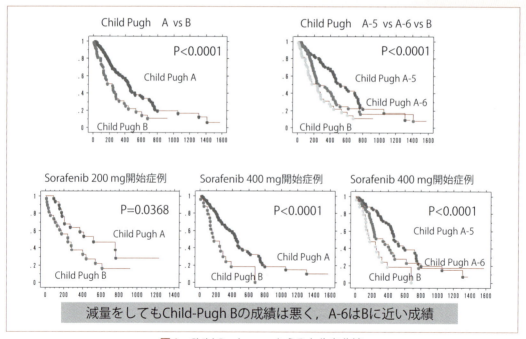

図4　Child-Pugh scoreからみた生存曲線

ことが示唆された．
　次にそれぞれの開始容量別の生存曲線を図3に提示する．200 mg開始症例のMSTは372日であり，200 mg以外の開始症例のMST 401日に比べ有意差を認めなかった．
　次にSorafenib開始時の施設別のChild-Pugh scoreを図4に提示する．全体では77.0％がChild-Pugh Aでの投与開始であったが，23.0％

表2 Child Pugh別の背景の違い

	Child-Pugh A 181例	Child Pugh B 55例	P
性別（男/女）	143/38	45/10	NS
年齢（70歳未満/70歳以上）	64/117	29/26	0.0210
身長（160cm以上/160cm未満）	101/75	34/21	NS
体重（60Kg以上/60Kg未満）	70/106	25/30	NS
背景（HBV/HCV/alcohol/その他）	30/98/7/42	6/35/5/8	NS
初発/再発	36/145	12/43	NS
腫瘍個数（3個以下/4個以上）	67/97	13/36	NS
AFP≦10/AFP>10	54/125	7/46	NS
PIVKA-Ⅱ≦40/PIVKA-Ⅱ>40	33/144	12/38	NS
AFP-L3≦10/AFP-L3>10	24/66	6/20	NS
stage（Ⅰ/Ⅱ/Ⅲ/Ⅳa/Ⅳb）	4/23/46/32/54	0/12/10/13/9	NS

がChild-Pugh Bでの投与開始であった．開始用量のChild-Pugh scoreに関しても施設間にばらつきがあり，ほとんどの症例はChild-Pugh Aで開始している施設もあれば，約38％の症例はChild-Pugh Bで投与開始している施設もあった．

図5にChild-Pugh score別の生存曲線を示す．全体のChild-Pugh AとChild-Pugh Bとの間のOSに関しては，有意差をもってChild-Pugh Aのほうが良好であった（p＜0.001）．

またChild-Pugh A-5点とA-6点，Child-Pugh Bの3群のOSに関しても有意差をもってA-5点が良好であり，A-6点の成績はChild-Pugh Bとほぼ同様であり，その2群間に有意差は認めなかった．

なお開始用量別のChild-Pugh scoreの影響に関しても200 mg開始症例，400 mg開始症例ともにChild-Pugh AがChild-Pugh Bよりも有意差をもって成績は良好であった．最も多かった投与開始容量の400 mg開始症例のみでの検討でも，Child-Pugh A-5点，A-6点，Child-Pugh Bの生存曲線に関しては，A-5点が有意差をもって良好であった（p＜0.001）．

Child-Pugh score別の開始時の背景因子について図6に提示する．Child-Pugh Aは70歳未満が64例，70歳以上が117例であったのに対し，Child-Pugh Bでは70未満が29例，70歳以上が26例であり，この項目のみ有意差を認めた（p＝0.0210）．このことはSorafenibの対象となる進行したstageの症例で，比較的若年ながら肝機能が悪い症例には，evidenceのある有効な治療法がなく，Child-Pugh Bの症例でも，Sorafenibを投与している可能性が示唆された．

次にSorafenibによる副作用のなかで，手足症候群（HFS）について述べる．観察期間中のHFSの発生頻度は95例（40.3％）で，発症までの平均日数は35.3±49.6日（1〜343日）であった．副作用のgrade別ではgrade 1，grade 2，grade 3が55人（23.3％），46人（19.5％），25人（10.6％）であった．HFSの発症までの日数に関してはSorafenib開始1カ月以内にHFSを発症した症例が全体の66.3％であった．また開始用量別によるHFSの副作用については，200 mgおよび400 mgの減量開始投与でもgrade 2〜3のHFSを認め（200 mg開始56％，400 mg開始52.1％），減

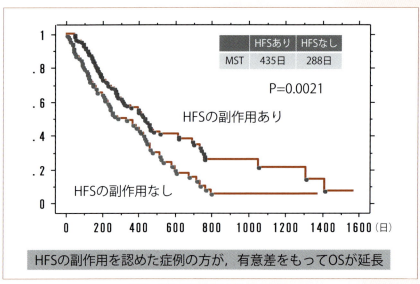

図5 HFSの有無による生存曲線

量であればHFSが少ないという傾向は認められなかった．なお，HFSの有無による生存曲線を図7に示す．HFSを認めた症例のMSTは435日であり，HFSを認めなかった症例の288日に比べ有意差をもってOSは良好であった（p＝0.0021）．

今回の236症例のOSに寄与する因子について，単変量解析と多変量解析の結果を図8に示す．単変量解析では最大腫瘍径（3 cm≦/＜3 cm）および腫瘍個数（3個以下/4個以上），Child-Pugh score（A/B以上），AFP（200 ng/mL≦/＜200 mg），PIVKA-Ⅱ（100 mAU/L/＜100 mAU/L），HFSの有無（あり/なし），門脈侵襲（あり/なし）が抽出された．単変量解析で抽出された因子を多変量解析にて解析したところ，最大腫瘍径，腫瘍個数，HFSの有無の3項目が有意差をもってOSに関わる因子として残った．

3 考察

香川県では200 mgおよび400 mgの開始症例およびChild-Pugh Bでの投与開始症例が多かったが，Sorafenib開始時の開始容量，Child-Pugh scoreに関しては，施設間により異なった．このことに関しては多施設共同研究のためそれぞれのすべての背景の検討はできなかったが，Sorafenibの適応となる進行したstageで発見された症例のうち，比較的若年で，肝機能が悪い症例に，減量でのSorafenib開始を行っている印象があった．また施設によっては血管浸潤症例に対し，放射線療法などとの他の併用加療を行うためにSorafenibを減量投与で開始している傾向も認めた．

なおSorafenib開始時の肝機能に関しては，Child-Pugh AでのOS症例のOSが良好であり，またChild-Pugh A-5点とChild-Pugh A-6点との間にも有意差を認め，少しでも肝機能の良好な状態での開始が望まれると考えられた．また他の施設からもHFSを認めた症例は，認めなかった症例に比べ生存率が良好との報告はあるが，香川県下の多施設共同でも同様の結果であり，また多変量解析でも有意な項目として抽出され，HFSの副作用対策は重要と考える．

表3　生存期間

単変量解析			多変量解析		
Varisbles	p value	Relative Risk（95%）	Varisbles	p value	Relative Risk（95%）
性別(M/F)	0.5033	1.152（0.761～1.745）	最大腫瘍個数（3cm以下/3cm大）	0.0241	0.637（0.431～0.943）
年齢(70歳以上/未満)	0.8761	0.974（0.699～1.357）	腫瘍個数（3個以下/3個以上）	0.0097	0.591（0.396～0.880）
身長(160cm以上/未満)	0.2327	1.152（0.879～1.704）	CP-A/CP-B以上	0.697	0.665（0.428～1.034）
体重(60kg以上/未満)	0.8362	1.152（0.690～1.351）	AFP（≦200/＞200）	0.2716	1.240（0.845～1.818）
初発/再発	0.0758	1.152（0.956～2.477）	PIVKA-Ⅱ（≦100/＞100）	0.1285	1.387（0.910～2.114）
最大腫瘍径(3cm以下/3cm大)	0.0123	1.152（0.462～0.910）	HSFあり/なし	0.0174	0.625（0.424～0.921）
腫瘍個数(3個以下/3個以上)	0.0347	1.152（0.474～0.973）	Vpなし/あり	0.0666	1.508（0.972～2.340）
開始用量(200 mg/200 mg以上)	0.8515	1.152（0.652～1.423）			
CP-A/CP-B以上	0.0002	1.152（0.336～0.707）			
PS 0, 1/2, 3	0.0727	1.152（0.221～1.069）			
前治療あり/なし	0.3460	1.152（0.629～3.752）			
AFP（≦200/＞200）	0.0063	1.152（1.139～2.207）			
PIVKA-Ⅱ（≦100/＞100）	0.0362	1.152（1.026～2.156）			
AFP-L3（≦10/＞10）	0.1729	1.152（0.390～1.184）			
HSFあり/なし	0.0036	1.152（0.430～0.849）			
Vpなし/あり	0.0029	1.152（1.1211～2.540）			

4 結語

　施設間によりSorafenibの開始時の肝機能，開始容量に違いを認めた．Child-Pugh score A-5点での開始の成績が最もよく，早い段階でのSorafenib開始が望まれると考えられた．なおSorafenibの減量によりOSの低下は認めなかったが，減量開始となったそれぞれの背景を理解する必要があると考えられ，HFSを認めた症例はOSが良好であり，その副作用対策が重要と考えられた．

▶References

1) Llovet JM, Ricci S, Mazzaferro V et al : Sorafenib in advanced hepatocellular carcinoma. N Engl J Med 359 : 378–390, 2008
2) Nishikawa H, Osaki Y, Endo M et al : Comparison of standard-dose and half-dose sorafenib therapy on clinical outcome in patients with unresectable hepatocellular carcinoma in field practice : A propensity score matching analysis.Int J Oncol 45 : 2295–2302, 2014
3) Takeda H, Nishikawa H, Osaki Y et al : Clinical features associated with radiological response to sorafenib in unresectable hepatocellular carcinoma : a large multicenter study in Japan.Liver Int. 2014 May 16. doi: 10.1111/liv.12591. [Epub ahead of print]

> ワークショップ　分子標的薬に関する多施設共同研究から得られた知見

進行肝細胞癌に対するSorafenib投与後の初期変化と治療効果・予後との関係
―特に2週間後の変化に着目して―

Study of the relationship between clinical efficacy/outcomes and early changes after sorafenib treatment in patients with advanced hepatocellular carcinoma

葛谷 貞二・石上 雅敏・安田　諭・川口　彩・加藤 幸一郎・新家 卓郎・今井 則博
阿知波 宏一・荒川 恭宏・山田 恵一・石津 洋二・本多　隆・林　和彦・石川 哲也
後藤 秀実

名古屋大学　消化器内科

Key Words ▶ 肝細胞癌，Sorafenib，阻血性変化，腫瘍マーカー，予後予測因子

Abstract ▶【目的】進行肝細胞癌に対するSorafenib投与後の初期変化(2週間後の画像上の阻血性変化および腫瘍マーカーの変化)と治療効果・予後との関係を前向きに検討する．【方法】2011年8月から2年間を症例登録期間とし，多施設にて前向き観察研究を行った(当院および17関連病院)．登録された症例のうち，2014年5月の時点で解析可能であった93例を対象とした(全例治療開始時Child-Pugh Aかつ多血性病変を有する症例)．【成績】2週間後に阻血性変化(腫瘍濃染の減弱または消失)が得られた症例(60例)は得られなかった症例(33例)に比して，TTP(p=0.0002)およびOS(p=0.0001)が有意に良好であった．2週間後のAFP比が1以下(低下もしくは不変)の症例(57例)は1より大きい(上昇)症例(36例)に比して，TTP(p=0.0043)およびOS(p=0.0252)が有意に良好であった．【結語】Sorafenib投与後初期(2週間後)にみられる画像上の阻血性変化とAFP比は，Sorafenib治療の治療効果予測因子となる可能性が示唆された．

1 背景

　進行肝細胞癌(HCC)に対するSorafenibの抗腫瘍効果を判定する際，画像上の腫瘍濃染の消失や減弱(阻血性変化)は重要とされる[1-3]．また，AFPの低下と抗腫瘍効果や予後との関連が重要との報告も散見される[4-8]．
　われわれは過去に，Sorafenib開始後初期(2週間以内)に阻血性変化が得られた症例[9]や，AFPが急激に低下する症例[8]を経験した．
　Sorafenib投与後初期(2週間)における阻血性変化およびAFP低下の頻度やその臨床的意義についての報告はない．

2 目的

　進行HCCに対するSorafenib投与後の初期変化(2週間後の画像上の阻血性変化および腫瘍マーカーの変化)と治療効果・予後との関係を前向きに検討する．

3 研究概要

　2011年8月から2年間を症例登録期間(経過観察期間は最終症例の登録から1年間)とし，上記の目的を明らかにするために多施設共同にて前向き観察研究を行った(当院および17関連病院(図1))．

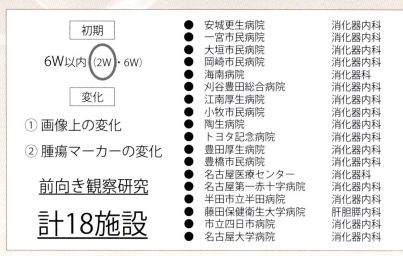

図1　進行肝細胞癌に対する分子標的薬Sorafenib投与後の初期変化と治療効果・予後との関係の研究

4 方法と検討項目

　Sorafenib投与開始前および開始2週間後に，造影CT検査の撮像と腫瘍マーカー（AFPおよびPIVKA-Ⅱ）の測定を行った．

　画像上の阻血性変化は，2週間後の造影CT上1カ所でも腫瘍内血流の消失や減弱が認められた場合，阻血性変化ありとした．腫瘍内血流の変化は放射線科医によって動脈優位相のみではなく門脈相および平衡相の所見も加味して評価された．阻血性変化の有無で，「阻血あり群」および「阻血なし群」とし，両群間の無増悪生存期間（TTP）および全生存期間（OS）を比較検討した．

　腫瘍マーカーの変化（腫瘍マーカー比）は，2週間後の腫瘍マーカーの値を治療開始前の値で割って算出し，1以下の群を「低下または不変群」，1より大きい群を「上昇群」とし，両群間のTTPおよびOSを比較検討した．なお，ワーファリンおよびビタミンK内服はPIVKA-Ⅱの値に影響を及ぼすため，Sorafenib治療開始時にワーファリンまたはビタミンKを内服していた症例はPIVKA-Ⅱの検討から除外した．

　治療効果判定は，modified RECIST基準で行った．統計学的手法には，Kaplan-Meier法，log-rank testを用いた．

5 適格基準および除外基準

　本研究では，切除不能な肝細胞癌患者で，以下の「対象患者の選択基準」をすべて満たし，「除外基準」のいずれにも該当しない患者を登録適格例とした．

対象患者の選択基準

1) 切除および局所療法の適応ではない進行HCC患者（TACE不応例，脈管浸潤例，遠隔転移例）
2) Child-Pugh A
3) ECOG PS 0または1
4) 腫瘍臓器の機能温存
5) 好中球数：1,500/μL超，血小板数：50,000/μL超，ヘモグロビン：8.5 g/dL以上，総ビリルビン：2.0 mg/dL未満，血清アスパラギン酸アミノトランスフェラーゼ（AST）および血清アラニンアミノトランスフェラーゼ（ALT）：施設基準値上限の5倍未満，血清クレアチニン：施設基準値上限の1.5倍以下

表1 対象(n=93)

年齢（歳）	69（35～91）
性別（男性/女性）	78/15
PS（0/1）	68/25
HBV/HCV/NBNC	17/38/38
Child-Pugh score（5点/6点）	56/37
HCC Stage（III/IV A/IV B）	35/27/29
AFP（ng/mL）	182（2～474,314）
PIVKA-II（mAU/mL）	1,288（6～601,197）
初回治療/再発治療	19/74
Sorafenib 開始量（800/400/200mg）	68/22/3
経過観察期間（日）	335（21～892）

6）20歳以上の男女
7）文書による本人の同意

除外基準
1）他の抗癌剤との併用療法が実施される患者
2）全身化学療法の既往歴のある患者
3）活動性の重複癌を有する患者
4）Sorafenibの投与が推奨されていない以下の患者（妊婦または妊娠している可能性のある女性，脳腫瘍を有する患者，透析中の患者など）
5）X線造影剤の投与禁忌などの理由で造影CT検査の実施困難な患者
6）その他，試験担当医師が対象として不適切と判断した患者

なお，各病院の治験審査委員会で承認され，臨床試験の実施基準を遵守し，患者本人から文書にて同意を得た後に施行された．

6 成績

1．症例背景

同意書が得られた123例のうち，上記の基準をすべて満たし，治療開始時に多血性病変を有し，2014年5月の時点で解析可能であった93例を対象とした．患者の背景因子を表1に記す．年齢の中央値は69歳，PSは0が68例，1が25例，Child-Pugh scoreは5点が56例，6点が37例で

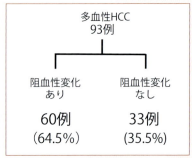

図2　阻血性変化（血流消失・減弱）2週間後

あった．Sorafenib 開始投与量は800 mg/日が68例，800 mg/日以外の減量投与量での開始が25例であった．経過観察期間の中央値は335日であった．

2．画像上の阻血性変化とTTP，OSとの関連

2週間後の造影CT検査で阻血性変化が得られた症例（阻血あり群）は60例（64.5%），得られなかった症例（阻血なし群）は33例（35.5%）であった（図2）．阻血あり群のTTPは，阻血なし群に比して有意に良好であった（p＝0.0002）（図3）．また，阻血あり群のOSは，阻血なし群に比して有意に良好であった（p＝0.0001）（図4）．

3．AFPの変化とTTP，OSとの関連

2週間後のAFPが低下もしくは不変であった症例（低下または不変群）は57例（61.3%），上昇した症例（上昇群）は36例（38.7%）であった．低下もしくは不変群のTTPは，上昇群に比して有

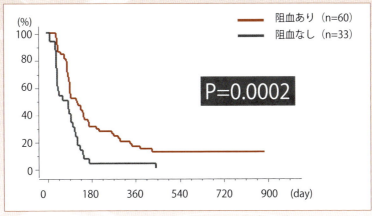

図3 2週間後の阻血性変化の有無（n=93）
―無増悪生存期間（TTP）―

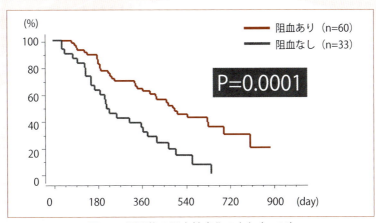

図4 2週間後の阻血性変化の有無（n=93）
―全生存期間（OS）―

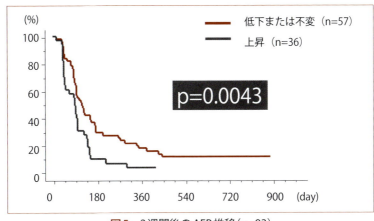

図5 2週間後のAFP推移（n=93）
―無増悪生存期間（TTP）―

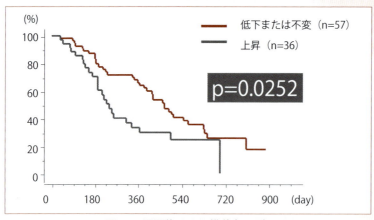

図6　2週間後のAFP推移（n=93）
　　　―全生存期間（OS）―

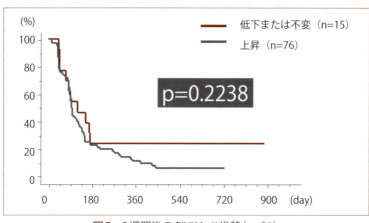

図7　2週間後のPIVKA-II推移（n=91）
　　　―無増悪生存期間（TTP）―

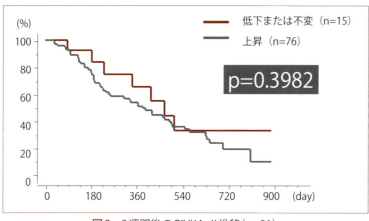

図8　2週間後のPIVKA-II推移（n=91）
　　　―全生存期間（OS）―

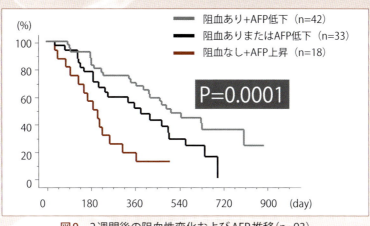

図9 2週間後の阻血性変化およびAFP推移(n=93)
—全生存期間(OS)—

意に良好であった($p=0.0043$)(図5).また,低下もしくは不変群のOSは,上昇群に比して有意に良好であった($p=0.0252$)(図6).

4. PIVKA-Ⅱの変化とTTP,OSとの関連

2週間後のPIVKA-Ⅱが低下もしくは不変であった症例(低下または不変群)は15例(16.5％),上昇した症例(上昇群)は76例(83.5％)であった.TTPは,両群間において有意差を認めなかった($p=0.2238$)(図7).またOSも同様に両群間において有意差を認めなかった($p=0.3982$)(図8).

5. 阻血性変化およびAFPの変化とOSとの関連

上記の結果をふまえ,阻血性変化およびAFPの変化を組み合わせ,3群に分類しOSとの関連を検討した.阻血性変化ありおよびAFPが不変もしくは低下した症例(阻血あり＋AFP低下群)は42例(45.1％),阻血性変化ありかAFP不変もしくは低下が得られた症例(阻血ありまたはAFP低下群)は33例(35.5％),いずれも得られなかった症例(阻血なし＋AFP上昇群)は18例(19.4％)であった.OSは3群に層別化され,阻血あり＋AFP低下群が最も良好であった($p=0.0001$)(図9).

7 結語

Sorafenib投与後初期(2週間後)にみられる画像上の阻血性変化とAFP比はSorafenibの治療効果および予後予測因子となる可能性が示唆された.

将来,Sorafenib不応後の有効なsecond lineが使用可能となった場合,second lineへ切り替えのタイミングを考慮する際に,これらの因子は有用であると思われる.

▶ References

1) Llovet JM, Di Bisceglie AM, Bruix J et al : Design and endpoints of clinical trials in hepatocellular carcinoma. J Natl Cancer Inst 100 : 698–711, 2008
2) Lencioni R, Llovet JM : Modified RECIST (mRECIST) assessment for hepatocellular carcinoma. Semin Liver Dis 30 : 52–60, 2010
3) Kudo M, Kubo S, Takayasu K et al : Response Evaluation Criteria in Cancer of the Liver (RECICL) proposed by the Liver Cancer Study Group of Japan (2009 Revised Version). Hepatol Res 40 : 686–692, 2010
4) Shao YY, Lin ZZ, Hsu C et al : Early alpha-fetoprotein response predicts treatment efficacy of antiangiogenic systemic therapy in patients with advanced hepatocellular carcinoma. Cancer 116 : 4590–4596, 2010
5) Kawaoka T, Aikata H, Murakami E et al : Evaluation of the mRECIST and α-fetoprotein ratio for

stratification of the prognosis of advanced-hepatocellular-carcinoma patients treated with sorafenib. Oncology 83 : 192–200, 2012
6) Nakao K, Ichikawa T : Recent topics on α-fetoprotein. Hepatol Res 43 : 820–825, 2013
7) Nakazawa T, Hidaka H, Takada J et al : Early increase in α-fetoprotein for predicting unfavorable clinical outcomes in patients with advanced hepatocellular carcinoma treated with sorafenib. Eur J Gastroenterol Hepatol 25 : 683–689, 2013
8) Kuzuya T, Asahina Y, Tsuchiya K et al : Early decrease in α-fetoprotein, but not des-γ-carboxy prothrombin, predicts sorafenib efficacy in patients with advanced hepatocellular carcinoma. Oncology 81 : 251–258, 2011
9) 葛谷貞二,石上雅敏,新家卓郎,他：進行肝細胞癌に対するソラフェニブ投与後2週間以内の発熱と造影CT上の阻血性変化との関係. 肝臓 54 : 505–506, 2013

*　　　*　　　*

ワークショップ　分子標的薬に関する多施設共同研究から得られた知見

Sorafenib投与後長期生存例の検証
―切除を含む集学的治療の重要性―

Long-term survivors after sorafenib therapy in unresectable hepatocellular carcinoma

高須 千絵[1]　居村 暁[1]　齋藤 裕[1]　岩橋 衆一[1]　荒川 悠佑[1]　池本 哲也[1]
森根 裕二[1]　宇都宮 徹[1]　柴田 啓志[2]　三宅 秀則[3]　島田 光生[1]

[1] 徳島大学 外科学　[2] 徳島県立中央病院 消化器科　[3] 徳島市民病院 外科

Key Words ▶ 切除不能肝癌，外科切除，長期生存例

Abstract ▶ 当科におけるSorafenib（NEX）投与例の治療成績および，徳島県内のNEX投与後長期生存例につき検討した．【対象】1. 当科のNEX投与35例，2. 徳島県内の肝臓専門医より収集したNEX投与59例．【結果】1. 投与期間中央値は112日．PRは9％，Conversion肝切除を1例施行．投与後1年累積生存率は58％．2. NEX投与後3年以上生存は4例．全例HBV，肝切除既往，前治療歴あり．4例中3例に遠隔転移．投与期間中央値857日，2例は中止（PD，下痢G3）後に他の局所治療へ移行し，30カ月以上生存．1例は途中肝再発したが主病変が制御できており肝切除施行．1例は多発肺転移が消失したCR症例．【まとめ】長期生存を得るための条件として，1. CR，PRに加えてconversion肝切除やサルベージ手術が行えること，2. 中止時に，他の効果的な治療選択肢が残っていることと考えられる．

1 はじめに

Sorafenibに関して，肝臓学会コンセンサスミーティングに基づく治療アルゴリズムでは，脈管浸潤や肝外病変を有する切除不能肝癌に対してのSorafenib投与が推奨されている．しかし，これまでのところ治療成績は必ずしも満足いくものではない．近年，進行肝癌に対してSorafenib単独にこだわらず，病変制御が良好であれば，肝切除やラジオ波を併用した集学的治療の可能性も報告されている（癌と化学療法，2011）．

また，切除不能であっても，Sorafenib著効後の根治を目指した肝切除，いわゆるconversion hepatectomy症例の報告が散見されるようになってきたが（表1），conversion hepatectomyが長期予後にどれだけ寄与するかは今後の検討課題といえる．

そこで今回われわれは，当施設におけるSorafenibの治療成績を報告するとともに，徳島県内の3年以上生存例からみた長期生存を得るための条件を検討することとした．

2 検討1．徳島大学におけるSorafenib投与症例の治療成績

2009年以降，35例に投与しており，男性25例，女性10例であった．前治療歴のない症例は13例と約3分の1であったが，近年では初回治療として導入する症例が増えている．標的病変は

表1 Conversion cases after sorafenib therapy

	Lesions	Sorafenib dosage	Prognosis
1	Vv4, diaphragm	400mg/day, 6m	6m, alive without rec.
2	Vp3, mediastinal LN	800mg/day, 6m	16m, alive without rec.
3	Vp3	800mg/day, 12m	12m, alive without rec.
4	Vp2	800mg/day, 9m	12m, alive with rec. (Repeat hepatectomy)
5	Vv2	800mg/day, 9m	6m, alive without rec.
6	Vp2	800mg/day, 12m	14m, alive without rec.

(1: J Clin Oncol 2011, 2,3: Liver Int 2011, 4,5: Int J Hepatol 2011, 6: World J Surg Oncol, 2013)

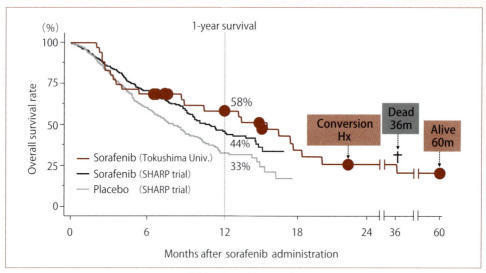

図1 Overall survival
— SHARP trial vs. Tokushima Univ. —

肝臓25例，リンパ節4例，肺2例，門脈腫瘍栓1例，骨1例であった．進行度は，StageⅣが70％を占め(StageⅣa：14例，StageⅣb：10例)，他StageⅢ：10例，SatgeⅡ：1例であった．

治療効果は，PRとSDをあわせて18例(43％)で，PRは3例の9％であった．副作用は18例(51％)に認め，手足症候群は14例(64％)を占め，他に高血圧(4例)，脱毛(2例)，下痢(1例)，脳症(1例)を認めた．生存率は，1年生存率は58％とまずまず良好な成績が得られている(図1)．

Sorafenib投与後にconversion hepatectomyを施行し，長期生存中の1例を提示する．

【症例1】
患者：50歳代，男性
現病歴：肝内転移を伴う肝右葉を占拠する巨大肝癌を認めた(図2a)．肝機能は良好(Child-Pugh A, ICGR15：7.6％)であったが切除不能と判断し，Sorafenib投与(800 mg/日)を開始した．投与後，速やかにAFP，PIVKA-Ⅱの低下を認めた(図3)．投与開始1カ月半で肝機能障害により400 mg/日に減量したが，4カ月後のCTで著明な腫瘍の縮小，肝内転移の消失を認め(図2b)，

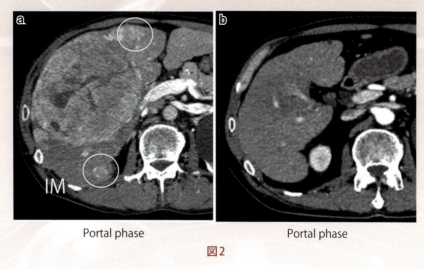

図2

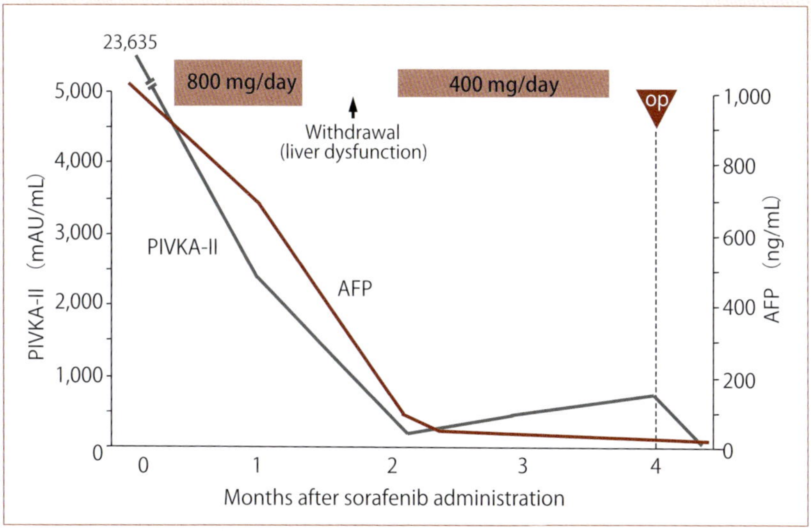

図3 腫瘍マーカーの推移

肝右葉切除を施行した.

病理診断：Moderately differentiated hepatocellular carcinoma, eg, fc（+）, fc-inf（+）, s0, sf（+）, vp1, vv0, va0, b0, 主腫瘍内部には著明な壊死を認め, 組織学的にも viable cell は認めなかった. 腫瘍細胞は免疫組織化学染色でFGF4陽性であった（図3）.

予後：現在術後1年半無再発生存中である.

3 検討2. 徳島県内の肝臓専門医より収集したNEX投与後長期生存症例の検討

徳島県内の肝臓専門医より収集した, Sorafenibを投与した切除不能肝癌59例を対象とし, 3年以上生存しているL（Long survival）群：4例と, 1年未満で死亡したS（Short survival）群：23例に分けて検討を行った. 進行度はStage Ⅳが L群（75％）, S群（87％）とともに多かった. Sorafenib投与開始前の年齢や性別, 肝機能, 腫瘍マーカー, 投与開始3カ月後の腫瘍マーカー

表2 Comparative analysis

	L group (n=4)	S group (n=23)	p-value
Age（y.o.）	56 [47～77]	63 [33～82]	0.73
Male / Female	2 / 2	16 / 7	0.44
Plt（×10⁴/μL）	9.0 [6.9～18.2]	14.1 [5.5～40.1]	0.17
Alb（g/dL）	4.1 [3.6～4.2]	3.7 [2.3～4.3]	0.17
T-bil（mg/dL）	1.1 [0.6～1.7]	0.8 [0.3～2.6]	0.71
AFP（ng/mL）	37 [8～297]	740 [3～177680]	0.44
DCP（mAU/mL）	81 [27～1194]	1002 [18～141400]	0.36
△ AFP（％）	13 [-87～42]	154 [-27～2433]	0.28
△ DCP（％）	287 [-29～694]	801 [-88～67929]	0.57
CR, PR, SD / PD	2 / 2	1 / 22	0.01

Continuous variables: median [min-max]
△：rate of change；(3m～pre) / pre × 100（％）

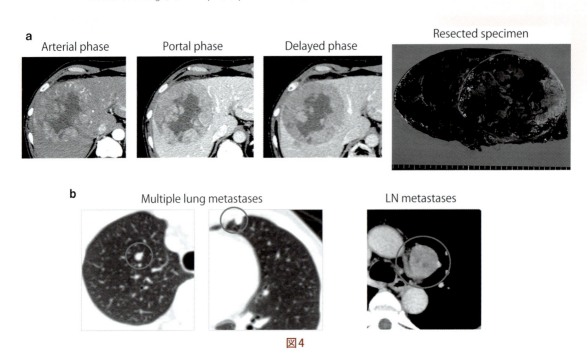

図4

の変化率は両群で差は認めなかった（表2）．以上よりSorafenibによる長期生存を，投与前に予測することは困難と考えられた．L群では奏効率が50％と高く，S群の4.5％と比較し有意に高かった．

L群4例の背景としては，男性2例，女性2例で平均年齢は59歳であった．全例でHBV陽性で，肝切除の既往があり，すでにさまざまな前治療が行われていた．4例中3例に遠隔転移を認め，標的病変は肺・肺門LN，肝・肺，肝，肺であった．投与期間の中央値は857日（休薬期間含）であった．PD（投与4.4カ月）とGrade 3の下痢

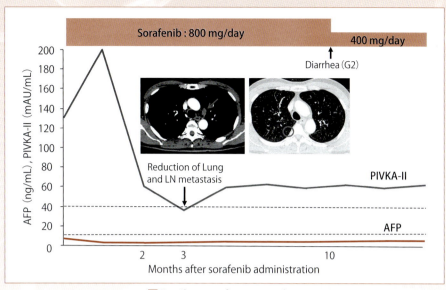

図5　Change of tumor markers

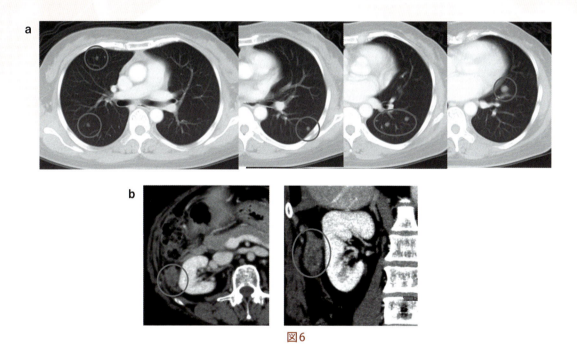

図6

（投与1.3カ月）により2例は投与中止したが，中止後速やかにTACEなど，他の局所治療へ移行できており，このことが長期生存につながったのではないかと考えられる．

現在も継続投与を行っている長期生存例2例を提示する．

【症例2】

患者：60歳代，男性

現病歴：肝内転移を伴う肝右葉肝癌に対し肝右葉切除術を施行した．中～低分化型肝癌で，組織学的門脈浸潤を認めた（図4a）．術後1年半で多発肺転移，肺門部リンパ節転移が出現し，さまざまな化学療法施行するもPDであり，術

後29カ月でSorafenib投与（800 mg／日）を開始した（図4b）．投与開始1カ月後，PIVKA-Ⅱの速やかな減少を認め，2カ月後のCTで肺門部リンパ節の縮小を認め，その1カ月後には，リンパ節はさらに縮小し，肺転移巣の一部は消失した（図5）．投与10カ月でGrade 2の下痢により減量（400 mg／日）し投与を継続していたが，術後25カ月で肝内側区域に再発を認めた．Sorafenib failureと判断しREACH試験にエントリーするも増大傾向を認めたため，術後28カ月で肝内側区域切除を施行した．

予後：術後再びSorafenib投与を開始し，導入から5年経過し，肝再発は認めず，肺転移巣も制御できている．

【症例3】
患者：40歳代，女性
現病歴：肝右葉切除後8カ月に多発肺転移を認めた（図6a）．FP療法により肺転移巣のコントロールは良好であり，術後22カ月で後腹膜に再発巣を認めたが切除した（図6b）．その4カ月後に肺転移が再燃し，Sorafenib（800 mg／日）を投与開始した．副作用を認めず現在も導入後56カ月継続投与できており，肺転移巣が完全消失したCR症例である．

4 考察

当科での使用経験からは，Sorafenibの奏効率は9％で，1年生存率は58％であった．Sorafenib著効後のconversion hepatectomyが施行できれば，当初切除不能と判断された肝癌でも予後を延長する可能性があると考えられた．また，徳島県内の長期生存例の検討では，長期生存例のほとんどはSorafenibが奏効した症例であった．また途中で中止した症例も速やかに他治療へ移行できたことが長期生存につながったと考えられる．今回の検討から考えられる長期生存を得るための条件は，①CRが得られること，あるいはPRに加えてconversion hepatectomyや後治療としてサルベージ手術が行えること，②増悪や副作用により中止したときなんらかの効果的な治療選択肢が残っていることと考えられた．また，Sorafenib著効例の同定を試みた論文ではFGF4のamplificationを認める症例では著効が期待されることが報告されており（Hepatology, 2013），当科での症例1でもFGF4陽性であったことから，今後Sorafenib投与の適格症例を選別するのに有用となる可能性があると考えられる．

5 結語

Sorafenib投与に外科切除を併用することで切除不能肝癌の予後を改善する可能性があると考えられる．

* * *

●ワークショップ

分子標的薬に関する多施設共同研究から

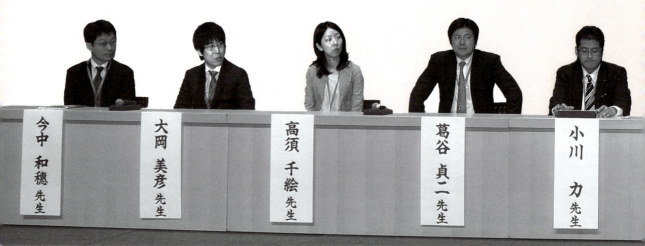

今中 和穂 先生／大岡 美彦 先生／高須 千絵 先生／葛谷 貞二 先生／小川 力 先生

WORK

司　会●有井 滋樹 先生（浜松労災病院）
　　　　金子 周一 先生（金沢大学医薬保健研究域医学系 消化器内科）

パネラー●河岡 友和 先生（広島大学病院 消化器・代謝内科）
　　　　　中野 聖士 先生（久留米大学医学部 内科学講座 消化器内科部門）
　　　　　中下 俊哉 先生（佐賀大学 肝臓糖尿病内分泌内科）

（注）本文中，発言者の茶での記載は，司会およびパネリストの先生方で，黒での記載は会場からのご発言の先生方です．

得られた知見

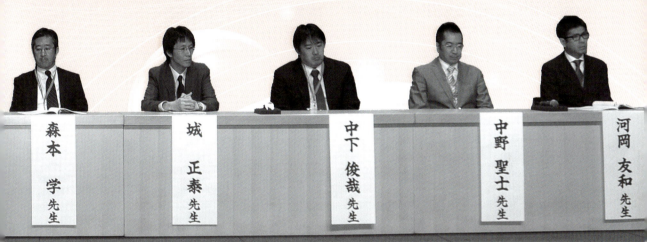

SHOP

パネラー ● **城　正泰** 先生（京都府立医科大学 消化器内科，京都肝癌分子標的治療研究グループ 多施設共同研究）

森本　学 先生（横浜市立大学附属市民総合医療センター 消化器病センター）
小川　力 先生（高松赤十字病院 消化器内科）
葛谷　貞二 先生（名古屋大学 消化器内科）
高須　千絵 先生（徳島大学 外科学）
大岡　美彦 先生（千葉大学医学部附属病院 消化器内科）
今中　和穂 先生（大阪府立成人病センター 肝胆膵内科）

● ワークショップ

WS-1：肝外転移非合併進行肝癌に対する肝動注化学療法とSorafenibの比較

【金子（司会）】河岡先生，ありがとうございました．このご発表に何かご質問ありますか．確認しておきたいことなどありますか．よろしいですか．では2席目にいきたいと思います．

WS-2：肝癌診療におけるSorafenib治療が相応しい対象症例とは

【金子（司会）】ありがとうございます．ご質問いかがでしょうか．私がちょっとわからなかったのは，Sorafenib PDであっても後治療をした群がよかったというご発表がありましたけど，PDであっても後治療を行った群がよかった背景の解析は何かありますか．例えば，どういう症例が後治療できたとか．

【中野】やはり門脈侵襲があるような症例に関してはSorafenibの効きが悪いので，そういった症例ではSorafenibを先行したとしても効きが悪ければなるべく早めに動注療法に切り替えるということですね．

【金子（司会）】早めにですね．残存肝機能などが問題になることがありますが，それはどうですか．PDであっても，後治療できたのは，よくある解析ですけど予備能がよかったのでできたということもでているわけですね．

【中野】そうですね．

【金子（司会）】ほかによろしいでしょうか．ありがとうございました．

WS-3：高齢者進行肝細胞癌に対するSorafenib療法の安全性および有用性

【金子（司会）】ありがとうございました．いろいろな解析のお話をしていただきましたが，80歳以上と，以下で投与期間の差はあったのでしょうか．

【中下】投与期間については，ほとんど差はなかったと思います．

【有井（司会）】こういうスタディの場合に80歳以上のほうがよいセレクションかけているのではないかということがありますね．臨床現場では，そのへんはどうですか．つまり，セレクトされた80歳なのか，割合consecutiveにずっとやった80歳のデータなのか．

【中下】全くセレクトしていないかといわれますと，確かにお元気な80歳以上の方になってしまっている可能性はあるかなと思います．

【金子（司会）】ほかにご質問よろしいでしょうか．ありがとうございました．

WS-4：超高齢者に対するSorafenib治療の有効性・安全性

【金子（司会）】ありがとうございました．800 mg開始，またはそれ以外開始でこれだけ高齢者でもOSに差がなかったですね．投与開始200 mgという症例もありましたね．こういうご発表を聞くと，実は何も効いていないのではないか，薬の効果ではなくてという批判が以前からあります．それはどのように考えますか．

【城】そうですね．200 mgはかなり少数例で，この開始量は主治医の判断になります．200 mgはご指摘のとおり効果が乏しい可能性はあると考えています．

【大岡（千葉大）】解析をみさせていただいて，Kaplan-Meier上800 mgと800 mg以下で一応ちょっと差がありますが，統計学的上ないといって，nが増えたら有意差がつくということは考えられないでしょうか．

【城】それは否めないと思います．

【大岡】そういう意味では400 mg開始がいいと言っていいのかどうか．千葉大では基本的にほぼ95％ぐらいは800 mgで開始して，その後のフォローを相当厳重にやっていますが，できていると感じていますので．

ワークショップ

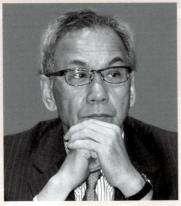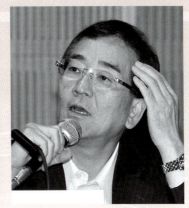

左から司会の有井滋樹先生，金子周一先生

【城】初期の症例は減量開始が多かったですが，最近は基本800 mgでスタートしてみて，有害事象の状態に応じて減量したり，調節する考え方だと思います．

【大岡】やはりマネジメントが非常に重要だという感じでよろしいでしょうか．

【城】はい．そのように考えています．

【金子（司会）】ありがとうございました．

WS-5：多施設共同研究による Sorafenib の実臨床データ －Kanagawa Liver Study Group －

【金子（司会）】ありがとうございます．いかがでしょうか．

【大岡】先ほどもありましたが，今回は減量開始であまり差がなかったということですが，多分臨床の現場で先生方がこの人は減量開始のほうがいいと始めたのと，そうでない人と分かれていると思いますが，一応高齢者と書いてありましたが，先生が感じる減量開始のほうがよりいいだろうと思う患者群というのは年齢以外に何かありますか．成績をみる限り減量開始でやってもほぼ変わらない感じでしたけど．

【森本】そうですね．実際はそういう比較はできないので，実臨床で主治医の先生がどういう判断をして減量開始したかを逆に解析をしたかたちになりますが，どうも体格の小さい人と高齢者，女性などには減量開始をしていたということがわかりました．それらの症例においては減量開始は妥当だろうと判断しましたが，先生がおっしゃるような前向きの条件を揃えての因子ではありませんで，あくまでも後ろ向きにみてこういった方々は減量開始されていた．さらにそれは妥当であったという解析です．

【大岡】ありがとうございました．

【有井（司会）】治療前因子の予後予測ですか．あれはPIVKAはどうでしたか．

【森本】PIVKAは入っています．

【有井（司会）】PIVKAは低いほうがいいですよね．質問ですけど，あれはアルブミンが割合いいとか，AFPが低いとか，PSがいいというのは何もSorafenibに特異的な話ではないですね．

【森本】全くそのとおりだと思います．

【有井（司会）】特段いうほどのことでもない．要するにこういう人はどんな治療をやってもいいわけだから．

【森本】先生のおっしゃるとおりで，進行期の肝癌における予後因子をだしてみると肝癌全体の予後を現すような因子が全部でてきて，それ以外に特別なものはでないというのも特徴かなと思いました．PSが入ってくるのは局所療法対象者における解析とはちょっと違うかと思います

Sorafenib Practice Book 111

● ワークショップ

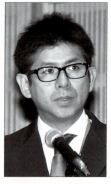 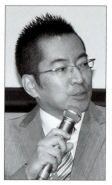 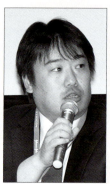 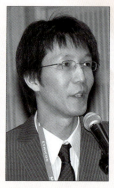 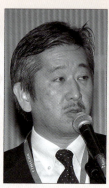

河岡 友和先生　　中野 聖士先生　　中下 俊哉先生　　城　正泰先生　　森本　学先生

が，比較的肝癌そのものの悪性度を現すのがそのままできたというふうに考えています．

【有井（司会）】だから，アルブミン治療前予測はある程度できないのですか？

【森本】そうですね．その時点で非常に進んでいる症例は化学療法も効かないという考え方でいいと思います．

【金子（司会）】この5年間にこういった議論はよくされましたけど，プラセボとのコントロールではないので，こういった投与群だけで比較してみるとPSがよくて，Child-Pughがよくて，肝癌がそんなに進んでいなくて，AFPも低くてというような症例が長生きするのは当たり前ということになりますね．たくさん薬を投与すると副作用がでるので投与しなかったほうがいい．そうするとなんのことはない薬の予後をみているのですかということになってしまうのがいつもの議論だと思います．ありがとうございました．

WS-6：香川県下におけるSorafenibの使用経験－開始用量，肝機能，副作用の検討

【有井（司会）】ありがとうございました．ご質問ありますか．どうぞ．

【石井（がん研有明）】大変興味深かったのはB病院．Child-Pugh Aが多くて，200 mgをほとんど使っている．予後因子解析に施設というのはいれなかったのでしょうか．

【小川】いれたのですが…．

【石井】秘密ですか？

【小川】あまりやらないほうが…．

【石井】わかりました．

【西川（大阪日赤）】貴重な発表ありがとうございました．私どもの施設および赤十字病院関連施設でも多数症例で似たような検討をしていまして，現在減量開始例の妥当性を検証しています．このあとのポスターセッションでも当施設から発表させていただきますが，実臨床の場で減量開始例の量として1番多いのは400 mgスタートだと私どもは考えていて，私どもの多施設共同研究のデータでも確か半分以上が400 mgスタートだったと思います．正確なデータはポスター発表でお示しすると思います．その結果を発表前ですがサマライズさせていただきますと，800 mgと400 mgでOS，PFS，差はありません．propensityで選択バイヤスを抑えて解析をしても同様の結果ということですので，私どもの指標としては減量開始は妥当であるという考えをもっています．おうかがいしたいのは香川県の施設の先生方のデータで400 mgと800 mgでどのような差があったのかということ．それからもし背景因子を揃えてそういった解析をされておられたらその結果も教えていただきたいと思います．いかがでしょうか．

ワークショップ

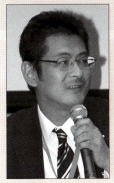
小川 力先生

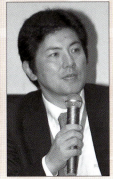
葛谷 貞二先生

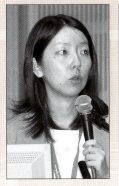
高須 千絵先生

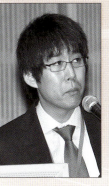
大岡 美彦先生

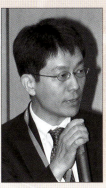
今中 和穂先生

【小川】Propensityは残念ながらnが少ないのでやっていません．もう少し増えたらやろうかと思っています．400 mgと800 mgに関しては実は有意差はでませんでした．大阪日赤のデータと同じような感じででませんでした．800 mgが非常に少ない．1割ぐらいしかないのでだいぶバイヤスがかかっているのが問題点だと思っています．

【有井（司会）】先生．200 mgと400 mgと800 mgで，OSに差があったのですか，なかったのですか．

【小川】200 mgと400 mgと800 mgではOSには差がないですが，800 mgがnが少なくてだいぶ悪い症例がありますので，有意差はなかったけれど，OSで800 mgのほうが悪い傾向はありました．

【有井（司会）】そうしたら，200 mgからいったらいいということですか．

【小川】200 mgと400 mgはほとんど一緒ですけど．

【有井（司会）】じゃあ，200 mgでいいということにならないですか．

【小川】細かく個人的に話を聞いてみましたが，併用療法で放射線などをしている施設が結構多くて，そういうので減量しているというのがあります．

【有井（司会）】わかりました．田中先生どうぞ．

【田中（ヨコクラ病院）】大変興味深いお話ありがとうございました．200 mg開始のことについてうかがいます．いわゆるランプアップという概念．200 mgからスタートして，副作用をみて400～600 mgに上げていくという投与法もありますが，この200 mg開始の症例はそういう方法で増量したり，もしくは800 mgですぐに減量という症例は含まれているのだろうと思います．そのへんの解析，もしくは何かご意見がありますか．

【小川】一応みた感じでは，3割ぐらいは200 mgから増量していましたが，400 mgからはそんなに増量はありませんでした．

【金子（司会）】本当にこういう議論が続くのでちょっとがっかりするのですけど，プラセボとのコントロールをちゃんとしたSHARPとか，Asia-Pacificで，コントロールと比較してハザードを下げるのはちゃんとした量のSorafenibがはいっていることだとでていますね．ですから，今の投与しただけでみていったら，200 mg，400 mg，800 mgで差がなくて，800 mgに副作用だけでたという話がでると，そもそも薬の効果をみているのですかという議論ばかりになってしまう．薬の効果がSorafenibはちゃんとあって，なおかつそれが800 mgで入ったのはプラセボと比較してハザードをきれいに下げるというのがでていることを前提において，抗癌剤です

Sorafenib Practice Book 113

● ワークショップ

から効かせなければ意味がない．なるべく副作用が少なくて患者さんが喜んでいてこういう解析でOSに差がないからいいじゃないかというのはちょっとどうかなという気がします．
【有井（司会）】総合討論で続きをやりましょう．ありがとうございました．

WS-7：進行肝細胞癌に対するSorafenib投与後の初期変化と治療効果・予後との関係－特に2週間後の変化に着目して－

【有井（司会）】ありがとうございました．ご質問ありますか．
【小笠原（千葉大）】貴重なご発表ありがとうございました．TTPはRECISTでのTTPですか，それともmRECIST TTPですか．
【葛谷】これはmodified RECISTでやっています．原則，PDとなったときの判定が新病変とか脈管浸潤なのでどちらもほぼ一緒になります．
【小笠原】阻血性変化があるような病変をmRECISTで判定した場合，阻血が起こると最小径の部分が小さくなってしまいます．その腫瘍径をリファレンスすると，少し多血化した段階ですぐPDになってしまうような症例がでてくると思います．そういった症例の数を教えてください．
【葛谷】2週間の時点で阻血性変化がみられて，6週間で再燃している症例もあります．主に2週間後の時点から先減量した症例などでみられていました．それでも1割もないです．
【小笠原】それらの症例は，new lesionを伴っているものでしょうか．
【葛谷】そういった症例は血流が再燃してもSDの範囲内での再燃ということで，あとは実際PD判定の多くは新病変です．
【小笠原】ありがとうございました．
【金子（司会）】mRECISTとか，阻血性の変化でTTPに差はつけられても，OSではなかなか差が

でなかったことが多かったので，先生の発表は素晴らしいと思いましたが，Sorafenibの平均投与期間はどれくらいですか．
【葛谷】今回の検討では約1年です．
【金子（司会）】そうですか．もっと聞きたいことは阻血性変化が得られたので他の施設でもよくやられているように他の治療法を加えた．TACEしたとか，局所療法を加えたとかというように持っていったのでOSがよかったというわけではなくて，1年以上ズーッと，ということですか．
【葛谷】われわれの施設では9割が後治療に持っていっていますので，ほとんどの症例で後治療が行われています．また，効いている症例も途中の段階で先生のおっしゃるように他の治療を組み合わせた症例もあります．
【有井（司会）】先生，800 mgと400 mgで阻血の変化に差がありますか．
【葛谷】今回は検討していません．以前の自施設単独のデータではあまり差がなかったと思います．
【有井（司会）】400 mgでdoseが少なめの症例でも阻血性変化は同じようなratioでくるのですか．
【葛谷】今回は検討していませんが，以前は関係なかったです．あと，関係ないですが，200 mgで開始してCRが得られた症例を1例経験しています．
【有井（司会）】ありがとうございました．

WS-8：Sorafenib投与後長期生存例の検証

【有井（司会）】ありがとうございました．conversion surgeryのご経験は何例ですか．
【高須】当科では全体の数は忘れましたが，数例です．
【有井（司会）】数例といっても1例と9例ではだいぶ違いますよね．2～3例ぐらいですか．

【高須】2例です.
【有井（司会）】ありがとうございました.

WS-9：進行肝細胞癌に対するS1＋Sorafenib 併用療法第Ⅰ/Ⅱ相試験結果報告

【有井（司会）】ありがとうございました．基になる基礎データがあるわけですね．S1とSorafenibをやればいいという．
【大岡】免疫不全マウスモデルでのデータがあるということです．
【有井（司会）】それは両剤を併用することによって相加的，あるいは相乗的効果が認められているデータがあるわけですね．それに基づいてされたわけですね．
【大岡】そうです．
【有井（司会）】ありがとうございました．

WS-10：進行肝細胞癌に対するSorafenib療法におけるBCAA顆粒製剤併用の有用性

【有井（司会）】ありがとうございました．BCAA製剤を用いた患者さんは肝機能が悪いですけれども，OSはよかったということですね．
【今中】そうです．
【有井（司会）】何かご質問ありますか．
【河岡】経過をみていて，BCAAの投与を続けた人は肝予備能が落ちなかったのでしょうか．それとも vitro でいわれていますように，抗腫瘍効果が関与していたのでしょうか．
【今中】肝機能に関してはアルブミンやトランスアミナーゼの1カ月後の変化率なども調べてみましたが，併用なし群とはっきり有意差はなかったので，肝機能について有意差はみられなかったです．抗腫瘍効果に関してもはっきりした有意差はなかったということです．
【金子（司会）】同じ質問ですけど，BCAA投与群のほうがよかったことに関して，何がよくなっ

たから結果がよくなったかという解析は投与期間を長くすることができるという以外に背景肝病変とか，その他みたけれどもそれしかわからなかったということですか．
【今中】今のところはっきりしたものはみつかっていないと思います．
【有井（司会）】ありがとうございました．では，総合討論に移りたいと思います．

総合討論：

【金子（司会）】冒頭にありましたが，大﨑先生がこのワークショップをするようにいわれた理由のひとつはおそらく多施設でできて，これだけの年数が経ったのでなんらかの総括をしてほしいということだろうと想像しますけれど，経口剤ですので他の治療法に比べて標準化しやすい．解析したら多施設でやったことの良し悪しとか，Sorafenibの問題点などいろいろなことがわかったのではないかということがひとつ考えられます．今日お聞きしたのは多施設といえども，それなりによく似た多施設でやられたり，かなり違った多施設でやられていることがわかりました．経口剤であるSorafenibを投与して多施設でやってみて，多施設で大体同じようだった．あるいはこんな問題点があったというのを多施設でやられたところからお願いします．
【河岡】やはり大学病院は金子先生の班の推奨どおり800 mgでしていますが，外の市中病院の先生方は400 mgという減量開始も認められました．
【中野】これは施設によってまちまちですね．400 mgでしかスタートしない先生もいらっしゃれば，私個人的にはなるべくfull doseの800 mgからするようにしています．副作用のマネジメントなどありまして400 mgスタートというところもあります．
【金子（司会）】おそらく経口剤ですから，スター

● ワークショップ

トのときの用量を変えるか，マネジメントが施設によって違うことが大きいと思います．続けてどうぞ．

【中下】佐賀県では施設によって差があるということはなくて，定期的に年に1～2回多施設共同研究のまとめの研究会があって，どうしているかという話をしているので，ある程度は揃っているのではないかと思います．

【城】京都府立医大でもやはり初期投与量は施設間でバラツキがあって，市中病院は減量開始が多いように思いました．

【森本】神奈川では2011年に消化器病学会でそのテーマをだしましたが，なぜ差がでるかというところを振り返ってみると，局所療法の時代は治療の成否というのは技術的なところが関係していましたけど，結果的には，みていきますと4施設で背景が全く違っていた．導入時の前治療も違う．PSも違う．Childも違うというところがその後の治療効果に影響して成績に反映されたということがわかりましたので，多施設でやればやるほどいろいろな背景を全部内包していくことになるのではないか．患者背景の差だとそのときは結論しました．

【小川】最初に誤解のないようにお伝えしたいのは，うちの施設で200 mgは1例はつくっていませんし，Child-A以外は治験症例以外は使ったことがないので，200 mgを肯定しているわけではないことをご理解ください．今回発表させていただいたのは金子先生がおっしゃるとおり，多施設を批判しているわけではないですけど，あまりにも差があったということに驚愕して発表させていただいたことをご理解いただいたと思います．Child-A，Bの投与量と投与基準は全く違うというのが現実にわかりました．

【葛谷】基本的に大学病院以外の施設で開始される症例の特徴として，stage 4Bが多く，減量投与で開始される症例，PDのあとすぐに投与中止となる症例も多かったような印象です．

【高須】今回は肝臓外科医から症例を集めた報告になりますので，外科領域においては初回治療で導入して，どの時点で行うか．また再発治療の段階でどの時点で導入するかというのはまだまだ差があるので，これから検討が必要かと思います．

【今中】われわれの多施設研究では各施設ごとにSorafenib投与に至るまで，例えばIVRをどこまでやっているかという点においてもさまざまであり同じSorafenib投与症例といっても事情が多少違っていたということがあります．治療最初の頃に重篤な合併症とか，AEを体験するとそのあと少ないdoseで始めてしまったということがあります．また，BCAAの投与に関しましても結構施設間，あるいは主治医ごとに差があると感じました．

【金子(司会)】そういうことで，今日ご発表いただいたグループ間でも実は結構違いますし，ましてやそのグループの中の施設間でもかなり違うところがある．よくみると背景の病変も違うし，投与量も違うし，マネジメントも違うし，ドラッグの切り方も違うということが結構あるということがおわかりいただけたと思います．同時にそのことは5年も経って，2万例を超えた症例がありながら，こういう症例には効くとか，こうやったらもう止めたほうがいいというのが示されていないといえばそういうことなのでしょうね．そこまで標準化されない理由は．会場からいかがでしょうか．施設間の違いについて．施設間でもグループ間でもかなり違いがあるということだと思います．

【有井(司会)】今の金子先生のご指摘は非常に重要だと思います．多施設でやるときのクオリティの問題．クオリティが較差のある多施設で単なる平均というのでは本当のファクトが得られているとは思わない．例えばOS，各施設でそ

れなりに症例数の多いところのOSはあまり差がないのか．TTPは差がないか．そのへんの解析はされていますか．あるいは副作用の差がないとか．割合均一な集団で多施設共同に持っていけているかどうか．どうでしょう．ご意見ありますか．

【中野】久留米大学関連施設でいうと，すごくOSがいい施設もあれば，悪い施設もあります．

【有井（司会）】良すぎる施設もおかしいですよね．

【中野】そういうところは投与期間が長いです．投与期間が長いからいい．当たり前といえば当たり前の話ですが，結局300例集めてみるとOSは10.6カ月ですからほとんどSHARPと同等ですので，そういう集団とすると理に適った結果なのかなと思っています．

【金子（司会）】SHARPと同等でOSだからいいという議論に関して私はすごくおかしいと実は思っていて，GIDEONの結果は日本が圧倒的によくて，肝癌になった治療法の選択の第1位は日本に来ることなのです．それくらいどの治療法を選ぶより日本に来ることがいいというぐらいの差です．それでSHARPと同じで10.6カ月ですというのはおかしいと思っていて，日本だったらOSで同じようなことをやったらもっとはるかにいい成績がでるはずなのに10.6カ月でいいですというのはおかしいと思っています．SHARPとか，Asia-PacificのプラセボコントロールでやってすごくはっきりわかったことはSorafenibは効く薬だということです．ところが今日のご発表を聞いていると，効いているのか，効いていないのか，副作用がでない程度にやったほうがよかったのかということがこの5年間ずっと解決されてないできているので，それはすごくもったいなくて，この薬を本当によく使うためにはこんな患者さんに効きますよ，と．あるいは投与後でもいいです．こういう状態に

なったら効くというのがわかりましたというのが，そろそろわからないとちょっと残念だと思っています．200 mgとか，400 mgとか，800 mgという議論はもう勘弁してくれと実は思っています．プラセボ飲ませていたって同じじゃないかという話になってしまう．ご発表いただいた中で，名古屋大学でしたか，治療後あるいは治療前含めて，効く，効かないというのはどの程度までわかったのでしょうか．

【葛谷】今回は治療前の因子は検討していません．治療後早期である2週間の時点でのAFPと，阻血性変化に着目しました．将来有効なセカンドラインがでたときに，2週間の時点で阻血性変化が得られずAFPが上昇するような症例は，次の薬に早めに切り替えるのもよいのではないかといった感じで結果をとらえています．

【有井（司会）】葛谷先生の仕事は非常にわかりやすくて，私もいいなと思って聞きました．金子先生がおっしゃるようにこの薬は効いていることは間違いない．SHARP studyにしても，Asia-Pacificにしてもしっかりした信頼できるデータだと思います．先ほど金子先生が「勘弁してくれ」とおっしゃいましたが，なかなか勘弁できなくて，用量というのは非常に大事ですよね．200 mgでもいいのか，400 mgでもいいのか，800 mgでいいのか．「勘弁してくれ」というのは本当は深い意味がある．葛谷先生にお聞きしたいのは800 mgだったら阻血性変化が高率に起こるということであれば，doseは高めのほうがいいかなと思うし，この会の前の議論ではできるだけdoseはしっかり入ったほうがいいですよという議論があったと思います．ところが今日の議論を聞くと私自身混乱してきます．私は解析がおかしいのではないかと思っていますけど．先生方のデータの，何かご意見ありますか．こんなきつい質問に対して．

【小川】解析自体は間違っていないと思います．

● ワークショップ

多施設ですので全部を調べるわけではないですが、個人的に聞いてみたら、正直アンギオとかラジオ波できる症例で、いわゆるSHARP studyとかではそこまでいっていないようなadvancedの前からChild-Aだから先に入れておきたいという感じでSorafenibが入っている症例というのが意外と多くて、なぜかわかりませんが、stage 1とか書いてあるのも実は何例かありました。そういう発表すること自体がここで不適かどうかわかりませんが、一般臨床をしている地方の病院からしてみたら、悩みながら使っている先生もおられるので、コンセンサスを得るのは大切ではないかというのが1点と、後ろ向きばかりでなくて前向き、プラセボがでたら私たちもはっきりわかると思いますけど、今回のようにOS変わりませんでしたという結果だけを聞いてしまう先生も正直多いと思います。そのへんは問題点かなと思います。地元でもOSがすべてではないですと言いながらこういうことは発表しています。

【金子(司会)】本当にぜひそれをお願いしたいのですよね。今までフッ化ピリミジンの経口薬なんかで、クレスチンとかただ投与していた時期もあるので、副作用がなくてお医者さんが投与して、OSに差がないのであればいいじゃないかと思わせるようなことがないように各施設にお話ししていただきたいと思います。

【大﨑(赤十字病院・消内)】金子先生が800 mgと400 mgは変わらない。400 mg、200 mgでもCRがでるならプラセボでも一緒ではないかと先ほど極端な言い方をされました。

【金子(司会)】ええ。皮肉っているだけです。

【大﨑】ええ。問題提起としておっしゃっているわけですが、この用量設定というのはすごく大きな問題だと思います。ご存じのようにドラッグタイムラグをとにかくなくすということで、今回のSorafenibの認可に関しては日本では用量設定試験がされていないのです。SHARP trialと日本の臨床試験との体重差をみたら15 kg違うのです。それほどの差があって、日本で用量設定試験をせずに認可されたものですから、やはり日本での至適用量というのはわれわれはわかってないわけです。ですからエビデンスとして800 mgなのかというのは全く日本では問えない。わかっていないことです。現実に800 mgと400 mgを背景を揃えていくつかの施設の発表もありましたし、われわれのところでも赤十字の肝疾患ネットワークで486例集めて、400 mgと800 mg、実際に実臨床では投与しているものが400 mgが多いという現実があって、その人たちの背景肝病変はかなり悪い。悪いから400 mgで始めているのが多いのです。ところがOSをみていったら結果的には全然変わっていないという事実もあります。これは真摯に受け止めて、われわれがマネジメントするにあたって初回投与量をいくらで始めるかということと、少量で始めたとしてもdose upしていく。あるいは800 mgで始めたらすぐに何かあれば敏速に対応していくという、そういう実臨床でカバーしている結果、トータルのOSが変わらないというあたりで理解すべきだと考えています。単なる初期開始量だけの問題ではないと考えています。

【金子(司会)】全くおっしゃるとおりです。『Hepatology』でしたか、イタリアのグループがプロトコルどおりに800 mgでスタートして正しく減量してやっていくのが1番予後がよかった。トータルのdoseとしてはちゃんときれいに下げていってうまくやっています。といったような議論が最も大切なのに、心配するのは繰り返しですが、少なくとも、いいからとダラダラやっているのは駄目。

【大﨑】もう少し解析していきますと、トータルの投与量を比べていきますと実は400 mgスタートのほうが800 mgスタートでやったほうよりも

総投与量，あるいは投与期間が長いというデータもわれわれはあります．薬剤としてはactiveできちんと効く薬剤ですので，それだけの投与を必要とするためには開始用量が少なければdose upするし，多く始めて問題が起こればすぐ下げるという臨床的対応が必要なのだということを強調すべきだと考えています．

【金子(司会)】バイエルの会社の方がたくさん来ておられるのでお願いしたいのは，GIDEON studyとか，STORM studyで日本国内の施設での製薬会社のやるあああいったプロトコルでどれだけ投与量があって，どういう効果があったかでているはずですので，各施設の名前をださなくても，A，B，C，Dでだしていただいて結構ですので，今のところの数字をだしていただきたい．GIDEONなんかみると日本の人がキッチリ投与しているのですね．投与期間も守られています．いわゆる今の議論のtotal dose，initial doseのところの成績もだしていただかないとこういう議論がズーッとただ続いているだけなので，せっかく成績があるのですからバイエルの皆さまよろしくお願いいたします．日本は結構しっかりしたdoseが入っています．実際に予後も日本がダントツにいいという成績がでていますのでそういうところをちゃんと見せていただきたいと思います．最後に大﨑先生と議論できましたので，当番世話人の先生の意図は汲めたと思っています．先生方ありがとうございました．これで終わります．

トピックス
教育講演から

トピックス

iPS細胞研究の腫瘍学への展開

Applications of iPS cells in oncology

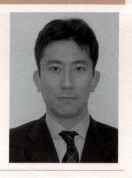

青井 貴之

神戸大学大学院医学研究科　内科系講座　iPS細胞応用医学分野

Key Words ▶ iPS細胞，免疫療法，癌幹細胞

Abstract ▶ 人工多能性幹細胞（induced Pluripotent Stem：iPS）細胞は，体細胞に少数の因子の組み合わせを導入することで得られる細胞株である．iPS細胞は，個体を構成するあらゆる細胞に分化することができる性質，すなわち「分化多能性」と，その分化多能性を保ちながら無限に増殖することができる性質，すなわち「自己複製能」という，胚性幹細胞と共通の重要な特徴をもつ．これら2つに加え，iPS細胞では，個性が判明した個人のさまざまな種類の細胞から樹立できるという特徴がある．これらの特徴を基盤として，iPS細胞を医療・医学へと広い応用が大きく期待されている．例えば，細胞移植治療や病態研究，創薬などへの応用である．さらに，「iPS細胞の応用」というとき，iPS細胞そのものではなく「iPS細胞研究・開発の中で見いだされたこと」を応用することや，「iPS細胞という技術のコンセプト」を広く応用することも考えられる．腫瘍学の領域において，iPS細胞のさまざまな形での応用が始まっている．

1 はじめに

人工多能性幹（induced Pluripotent Stem：iPS）細胞は，体細胞に少数因子を導入し特定の条件下に培養することで得られる細胞株である．iPS細胞は胚性幹（Embryonic stem）細胞と同様に，①個体を構成するあらゆる細胞に分化することができる能力（分化多能性）と，②分化多能性を保ちながら無限に増殖することができる能力（自己複製能）を有している．これらに加え，iPS細胞特有のものとして，③個性が判明した個人の細胞から樹立できる，④個体を構成するさまざまな種類の細胞から樹立できる，という特徴がある．

iPS細胞技術の応用を考えるにあたっては，iPS細胞がもつ本質的な特徴を十分に理解し，その特徴を生かした応用法を展開することが重要である．「iPS細胞の応用」というとき，狭義には「Ⅰ：iPS細胞そのものを用いる」ことを指す場合が多く，多くの研究がすでに行われさまざまな成果が報告されている．また，「iPS細胞の応用」を広義に考えるならば，「Ⅱ：iPS細胞そのものを用いる研究・開発の中で見えてきたもの」や，「Ⅲ：iPS細胞細胞誘導技術というコンセプト」を広く応用することも含むことができるだろう．

本稿ではiPS細胞の腫瘍学への展開という見地から，上述のⅠ，Ⅱ，Ⅲのそれぞれの実例を紹介する．

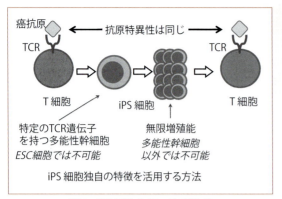

図1 iPS細胞を用いる癌治療

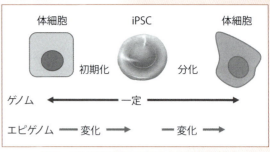

図2 iPS細胞誘導（初期化）と分化誘導

2 iPS細胞そのものを腫瘍学に用いる

　iPS細胞そのものを腫瘍学に用いるものとしては，癌抗原特異的T細胞由来iPS細胞を用いる癌免疫療法が注目されている（図1）．腫瘍特異的抗原に対するT細胞受容体（TCR）を持つ患者由来T細胞を体外で増幅し輸注する治療はこれまでに多く試みられているが，癌が進行している症例では特に，T細胞を刺激しても十分な活性化が得られず，効果が限定的になるという問題がある．

　そこで，iPS細胞から癌抗原特異的T細胞を作ることができれば，フレッシュな状態のT細胞をいくらでも得ることができ，治療効果が大きく高まることが期待される．これは，iPS細胞の4つの重要な特徴のひとつである，「④個体を構成するさまざまな種類の細胞から樹立できる」ことを活用した方策である．体細胞からiPS細胞を作製し，再び体細胞へと分化させるプロセスは，ゲノムが一定でエピゲノムが変化する，というものである（図2）．したがって，ゲノムレベルで再構成が起こっているTCR遺伝子は，このプロセスを経ても一定に保たれると考えられる．つまり，癌抗原特異的なT細胞からiPS細胞を作製し，そこからT細胞を作製すれば，すべての細胞がもとのT細胞と同じ抗原特異性を有している，というT細胞集団を得られることになる．

　問題は，iPS細胞からの分化誘導の過程でTCRの再・再構成が起こってしまい，抗原特異性が保たれないという可能性が否定できないことであったら，これについては，2013年の京都大学 河本らの報告によりすでに解決している[1]．彼らは，悪性黒色種特異的抗原：MART-1に対する受容体を発現したCD8陽性T細胞由来のiPS細胞（MART-1-iPSCs）を作製し，このMART-1-iPSCsから再度CD8陽性T細胞を分化誘導した．この誘導されたCD8陽性T細胞は，もとのT細胞と同じくMART-1に対するT細胞受容体を発現し，さらにMART-1抗原への反応性も保持していることが確認された．

　今後，同様の手法によって，MART-1以外のさまざまな癌抗原に対する抗原特異的T細胞由来iPS細胞が作製され，さまざまな癌種への治療開発が進むことが期待される．

3 iPS細胞そのものを用いる研究・開発の中で見えてきたものを腫瘍学に用いる

　なんらかの目的のもとに行われた研究開発の中で得られた成果が，本来の目的以外にも大きく役立つ，ということがしばしばある．アポロ計画におけるコンピュータのように，周辺技術の進歩という場合もあるし，エジソンが会議録や遺言の録音を想定して発明した蓄音機が後に

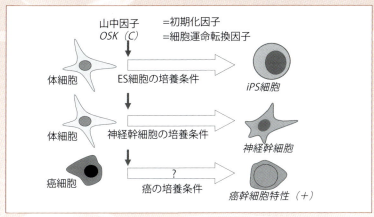

図3　iPS細胞誘導技術のコンセプトの拡張

他の人物のアイディアによって音楽の録音という巨大市場を獲得したという事例のように，当初の目的外の活用という場合もあるだろう．ここでは，iPS細胞を用いる再生医療の安全性確保のために行われた研究成果が，腫瘍学への応用の可能性へと期待される例を紹介する．

iPS細胞由来の分化細胞による再生医療の安全性において，最も重大な関心事項のひとつは，未分化細胞の残存による腫瘍形成である．分化誘導には多くの時間や労力，費用がかかるためiPS細胞株を実際に用いる際に，多くの株で分化誘導を行って，分化誘導後にも未分化細胞が残る株（分化抵抗性株）を同定するのは効率が悪い．そこで，未分化状態のiPS細胞で分化抵抗性と相関するマーカーを見いだすことは大きな課題であった．小柳らは，ヒトiPS細胞からの神経分化抵抗性のマーカーを探索するために，40株のiPS細胞と10株のES細胞を神経細胞へと分化させた[2]．いずれの細胞株も80％以上の効率で神経細胞へと分化したが，一部のiPS細胞株では10％以上の未分化な細胞が残存し，これらをマウスに同所移植すると奇形腫を形成することがわかった．未分化細胞が残存する株とそうではない株の網羅的比較を行ったところ，マイクロアレイで19プローブのみに有意差がみられた．これらは，ヒトiPS細胞からの神経分化抵抗性を予測するマーカー遺伝子として，神経系の再生医療開発に役立つと考えられた．

ここまでは，iPS細胞そのものを用いる再生医療に有用な成果である．ところが，マーカーとして同定された遺伝子群を詳細に調べると，その内部に内在性レトロウイルス（ERV）のLTR7配列を含み，同配列の脱メチル化による下流の発現の脱抑制が神経分化抵抗性と相関していることがわかった．ERVはこれまで，いくつかの疾患との関連が指摘され，腫瘍についても報告は存在する．しかし，これらは疾患サンプル中でのERV関連遺伝子の状態を観察したものであって，通常はメチル化によって抑制されているERVの脱メチル化が形成されるメカニズムに迫ることはできていない．iPS細胞を用いると，ERVの脱メチル化という異常が成立する過程を*in vitro*で再現しこれを動的に解析できる可能性があり，ERVに着目した腫瘍学の新たな展開を期待されるものであるといえるだろう．

4 iPS細胞細胞誘導技術というコンセプトを腫瘍学に展開する

山中らは，OCT3/4，SOX2，KLF4，cMYCを体細胞に導入し，ES細胞の培養条件下で培養することで，ES細胞様細胞すなわちiPS細胞を樹

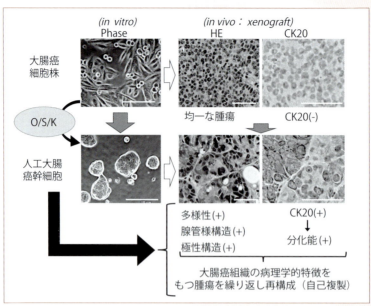

図4　人工大腸癌幹細胞

立した．一方，岡野らは同様の因子群を体細胞に導入し，神経幹細胞の培養条件下で培養することで，神経幹細胞様の細胞を樹立できることを報告した[3]．このことから，一般に初期化因子と呼ばれる上記の因子群は，導入後の培養条件によってさまざまな種類の幹細胞特性を誘導することができる因子，すなわち細胞運命転換因子であるということが可能であろうし，iPS細胞誘導技術とは，既知の因子の導入と培養条件組み合わせでさまざまな種類の幹細胞を誘導する技術である，と捉えることも可能だろう（図3）．

そこで筆者らは，大腸癌細胞に上記因子（ただし，cMYCはもともと高発現しているため，除いた）を大腸癌細胞株に導入することで大腸幹細胞の特性を誘導できるのか，という問いを立てた[4]．癌幹細胞は，癌予後不良の責任細胞と考えられ，新規治療標的として注目されている．しかし，癌幹細胞は癌組織中に少数しか存在せず入手・解析が困難であるために，癌幹細胞特性に係る分子機構はいまだ不明で，これを標的とする治療法も未確立である．

大腸癌細胞株にこれらの因子を発現させ血清培地・接着培養の条件下で培養すると，一部の細胞で，癌幹細胞が持つと報告されている特性（既報のマーカー発現/抗癌剤耐性能/スフィア形成能/腫瘍形成能）の増大がみられた．これらの細胞を選択的に回収する方法の確立にも成功し，さらにその性質を調べた．回収した細胞によるxenograftを病理学的に評価した結果，対照として用いた非因子導入株由来の腫瘍が均一な異型細胞から構成され組織構造を持たず，免疫組織学的に大腸上皮分化マーカー：CK20が陰性であったのに対して，選択的回収した細胞由来の腫瘍ではheterogeneity・細胞極性・腺管様構造といった消化管上皮腫瘍の形態的特徴がみられ，CK20が陽性であったことから，これらの細胞が，（もとの大腸癌細胞株が有していない）ヒト大腸癌組織と同様の病理学的特性を持つ腫瘍を形成する能力と，in vivoでの分化能を獲得していることを明らかにした．さらに，マウス皮下連続移植実験で，同様の表現型が繰り返し再現されたことで，これらの細胞が自己複製能をもつことも確認した（図4）．

人工的な癌幹細胞の利点は，量・時間・空間的な制限なく癌幹細胞特性を持つ癌細胞を入手できることである．これらの導入因子を用いた手法で，癌細胞における癌幹細胞特性獲得・維持の分子機構を解明することができれば，実際の組織中の癌幹細胞を標的とする新たな治療・診断法開発，創薬へとつながる可能性が考えられる．

5 おわりに

iPS細胞と癌研究とをつなぐいくつかの研究事例を紹介した．iPS細胞が持つ4つの本質的な特徴を活用することで，iPS細胞技術は癌研究においても有用なツールとなっている．iPS細胞を幅広い視野で応用することによって創出される新たな癌の診断・治療法が実臨床の場まで届くことで，癌治療成績のさらなる向上が得られることを期待する．

▶References

1) Vizcardo R, Masuda K, Yamada D et al : Regeneration of human tumor antigen-specific T cells from iPSCs derived from mature CD8(+) T cells. Cell Stem Cell 12 : 31–36, 2013
2) Koyanagi-Aoi M, Ohnuki M, Takahashi K et al : Differentiation-defective phenotypes revealed by large-scale analyses of human pluripotent stem cells. PNAS 110 : 20569–20574, 2013
3) Matsui T, Takano M, Yoshida K et al : Neural stem cells directly differentiated from partially reprogrammed fibroblasts rapidly acquire gliogenic competency. Stem Cells 30 : 1109–1119, 2012
4) Oshima N, Yamada Y, Nagayama S et al : Induction of cancer stem cell properties in colon cancer cells by defined factors. PLoS One 9 : e101735, 2014

*　　　*　　　*

トピックス

肝癌分子標的薬のバイオマーカー

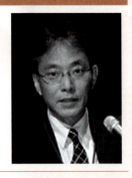

Biomarkers of targeted agents for HCC

西尾 和人

近畿大学医学部 ゲノム生物学

Key Words ▶ NGS，コンパニオン診断，マルチプレックス診断薬，Sorafenib

Abstract ▶ 次世代シーケンサー（NGS）などによるゲノム解析技術の発展に伴い，種々の癌種の体細胞変異解析により driver gene を探索・同定し，分子標的薬による個別化医療が進められている．われわれは厚生労働省泉班におけるネクサバール効果予測に関する研究で集積された Sorafenib 治療を受ける HCC 患者の生検検体に対するバイオマーカー解析を実施している．NGS による体細胞変異解析・コピー数解析を実施するものである．また，治療効果予測因子の探索として，受容体型チロシンキナーゼとその増殖因子を対象とした遺伝子発現解析を実施している．FFPE 生検サンプルの NGS による解析は，困難を伴うことが多いが，本研究では良好な解析結果を得ている．HCC で高頻度にみられる変異は，TP53 および CTNNB1，TERT のプロモーター領域などであるが，Sorafenib の感受性に関わると思われる遺伝子変異候補が同研究で見いだされつつある．

1 分子標的薬とコンパニオン診断薬

癌分子標的薬による治療は，バイオマーカーによる適応の可否を決定することがあり，薬剤の適応を決める診断薬はコンパニオン診断薬と呼ばれる．コンパニオン診断薬は，特定の医薬品の有効性や安全性を一層高めるために，その使用対象患者に該当するかどうかをあらかじめ検査する目的で使用される診断薬のことである．これらコンパニオン診断の重要性から，アメリカ職員医薬品局（FDA）では，コンパニオン診断薬のガイダンスが発表されている．平成25年12月に，PMDA からもコンパニオン診断薬および関連する医薬品に関する技術的ガイダンスなどが公表されている．

乳癌においては，MammaPrint，OncotypeDx など，腫瘍の遺伝子発現のセットから，予後と，アジュバント化学療法の要否を決定する診断薬が開発され，臨床現場で使用されている．

肺癌においては，EGFR 遺伝子変異に加えて，ALK 融合遺伝子，RET 融合遺伝子，ROS1 融合遺伝子，HER2 遺伝子変異などドライバー遺伝子の異常があることが示されてきた．それらの遺伝子変異産物に対応する分子標的薬が上市もしくは臨床試験の段階にあり，したがって，EGFR 遺伝子変異検査，ALK 融合遺伝子検査，さらには RET 融合遺伝子，ROS1 遺伝子など稀な変異を含む遺伝子の検索が，治療方針の決定に重要となってきた．

2 肝癌のドライバー遺伝子は存在するのか？

バイオマーカーには，さまざまな種類があり，予後を予測するバイオマーカー，薬力学的効果を証明するバイオマーカー，治療効果を予測するバイオマーカーなどに分類される．その中でも，臨床の現場において，最も期待されるものは，治療効果を予測するバイオマーカーである．特に，肝癌に対する初めての分子標的薬であるSorafenibの効果を予測するバイオマーカーは興味のあるところである．

前述の肺癌におけるコンパニオン診断の進展は，EGFR遺伝子，各種融合遺伝子などのドライバー遺伝子の発見によるものが多い．ドライバー遺伝子に，腫瘍はその生死を依存している状態をoncogene addictionという．これらの場合には，そのドライバー遺伝子産物に対する分子標的薬の治療効果は高いことが期待され，実際高い抗腫瘍効果が発揮された．

したがって，肝癌において，ドライバー遺伝子があるのか否かということは，肝癌に対する分子標的薬の開発にとって重要な課題である．すでに全ゲノム的な解析アプローチによりHCCにおける各種癌遺伝子・癌抑制遺伝子の変異頻度が明らかとなってきている．頻度の多い変異はTP53，CTNNB1などであり，テロメア伸長や不死化に関わるTERT遺伝子のプロモーター領域の遺伝子異常が注目されている[1-3]．TERT遺伝子のプロモーター領域の異常は，HCCの発癌過程の比較的初期に起こり，gate keeper遺伝子であると報告されている[1,2]．

一方，癌遺伝子などdruggableな遺伝子異常は，ほとんど発見されず，HCCにおけるドライバー遺伝子の存在は現在のところ否定的であるとの見解が多い[3]．いわゆるlong tailと呼ばれる，頻度の低い遺伝子異常の解析も進んでおり，その研究成果を待たないとならないが，現在のところ大腸癌などと同様多段階発癌による発癌メカニズムを呈すると考えられている．

3 肝癌における分子標的薬のバイオマーカー

肝癌で現在上市されている癌分子標的薬はSorafenibである．Sorafenibは，マルチキナーゼ阻害剤であり，C-Raf / B-Raf / Flt-3 / KIT / VEGFR / PDGFR / RETなどのキナーゼを阻害する．これらは腫瘍ならびに微小環境である腫瘍の血管新生に対し抑制的に作用することによりその抗腫瘍効果が発揮されると考えられている．しかし逆にどの標的に対して作用することが，Sorafenibの効果に重要であるのかが，必ずしも明確ではない．Sorafenibは抗腫瘍効果は発揮するが，一般に著明な腫瘍縮小効果を示すことは稀である．これは多くの血管新生阻害剤でみられる現象であり，したがって，Sorafenibは血管新生阻害剤としての作用により，その有効性を示すものと考えられてきた．

しかし，1～2％の割合でSorafenib単剤により，腫瘍縮小を認めることが明らかになってきた．それらの症例を解析することにより，ドライバー遺伝子となりうるバイオマーカーが探索できる可能性がある．

本研究会を中心として，わが国の肝癌研究者との共同研究によって，Sorafenibの効果を予測する候補遺伝子を見いだした．Sorafenib治療による著効例の肝癌腫瘍組織のCGHによるコピー数の解析から，11番q腕染色体にampliconが存在することがわかり，著効例でのみ3/10例において同領域の遺伝子増幅が検出された．同領域には，FGF3遺伝子，FGF4遺伝子が含まれていた．遺伝子導入実験により，FGF4遺伝子導入癌細胞は，Sorafenibに感受性を獲得することから，これが責任遺伝子であると考えられた[4]．

FGF3/4の遺伝子の増幅の頻度は，HCC全体の約2％程度であり，Sorafenibに対して，著効

する症例でも，同増幅を認めない場合も多数認められる．したがって，Sorafenib著効例に対するさらなるバイオマーカーの探索が重要であると考えられた．

最近の遺伝子解析テクノロジーの進展は著しく，特に次世代シーケンサーの開発，低コスト化とともに，少量のFFPE臨床サンプルを用いても解析が可能となってきた．これらの技術により，さらなるバイオマーカー探索が可能となってきた．以下に進展した遺伝子解析技術について概説する．

4 マルチプレックス体細胞変異検出機器・技術開発とトランスレーショナル研究の動向

遺伝子変異のマルチプレックス検出は，ジェノタイピング用のテクノロジーが用いられる．MassArray（Seqenom社）は，特定の領域をPCRで増幅し，その産物に対して一塩基伸長反応を行うことにより，MALDI-TOF MSで検出することにより塩基を同定する[5-7]．PCR反応における増幅産物が100〜150 bpと短いため，ホルマリン固定パラフィン包埋切片（FFPE）から抽出した断片化核酸においても測定が可能である．われわれは5〜10年前の肺癌FFPEサンプルから抽出した核酸の測定，解析を実施し良好な結果を得ている[7]．また，同時にFFPEサンプルから抽出したRNAを用い，マルチプレックス遺伝子発現解析や，融合遺伝子の検出も可能である．

また，圧倒的な遺伝子配列の解析能力から，次世代シーケンサーが研究のゲノム解析の進展に寄与している．また，IonPGM™（LifeTechnologies社）システム，MiSeq（Illumina社）などのベンチトップマシンの登場により，汎用性，スループット性が向上し，amplicon sequencingによるクリニカルシーケンシングの実施が比較的容易に可能となった．

IonPGMでは必要検体量が10 ng程度と非常に少量であり，生検のFFPE検体からの微量サンプルの測定を可能とする．われわれの検討では7年前のFFPE検体における測定成功率は43/50（92％）であり，1 ngの微量DNAの測定結果も良好であった．

これらの技術の進歩により，近畿大学ではクリニカルシーケンシングを始めている．Colon Lung Cancer PanelとFusionPanelとの併用により，微量のFFPEサンプルから，良好な解析結果を臨床側にフィードバックすることが可能となった[8]．

臨床現場とのギャップとして，リキッド・バイオプシーに対する診断薬承認の問題がある．肺癌などでは，診断時の生検検査で大きな腫瘍塊を採取することは困難で，細胞診により診断する場合が多い．加えて，デジタルPCR法などの超高感度アッセイ系による，血液サンプルにおける解析研究が非常に盛んである．この非侵襲的検査は，繰り返し，継続的に採取できることより，モニタリングとして有用と考えられている．

これらの技術は，肝癌のバイオマーカー研究にも応用が可能であり，FFPE生検サンプルあるいはliquid sampleのような臨床サンプルの解析技術が開発されてきたことは，サンプルコホート研究の進展が強く期待されるとともに，バンキングシステムの構築の必要性を強く感じる．

5 新たな肝癌バイオマーカー探索プロジェクト

新たなバイオマーカー探索を目的として，著効例（および非著効例）のサンプルを集積し，解析する研究を開始している．日赤グループにおいては，厚生労働省泉班・大﨑小班において研究を実施している．同研究プロジェクトは，Sorafenibを投与する腫瘍生検サンプルの遺伝子異常を探索するものである．テクノロジー別

表1 Mutation portrait of human hepatocellular carcinoma

Gene	Pathway / gene function involved	Estimated frequency [‡] (%)
Genes frequently mutated in HCC		
TERT promoter*	Telomere stability	60
TP53	Genome integrity	20〜30
CTNNB1	WNT signaling	15〜25
ARID1A	Chromatin remodelling	10〜16
TTN	Chromosome segregation	4〜10
NFE2L2	Oxidative stress	6〜10
JAK1	JAK / STAT signalling	0〜9
AXIN1	WNT signalling	4〜9
ARID2	Chromatin remodelling	5〜7
KEAP1	Ubiquitination	3〜8
Genes frequently mutated in other solid tumours, but rarely muted in HCC		
IDH1, IDH2	NAPDH metabolism	<5
EGFR	Growth factor signaling	<5
BRAF	RAS / MAPK signalling	<5
KRAS, NRAS	RAS / MAPK signalling	<5
PIK3CA	AKT signalling	<5
PTEN	AKT signaling	<5

*TERT mutation frequency based on targeted sequencing. [6] ‡ Based on deep.sequencing studies

には，①Affymetrics社のOncoscanを用いて，FFPEサンプルのCGHを実施し，コピー数変動を解析する．②次世代シーケンサーを用いて，10 ng程度の核酸からamplicon sequencingを行う．③Focused panelとして，アダプター遺伝子群からなるadaptor panel，FGF-FGFR関連の遺伝子検出次世代シーケンサーパネルを独自に作成し，それにより，Sorafenibの効果に関わる遺伝子を探索するものである．また，診断時の生検サンプルによる遺伝子解析が可能かというfeasibilityをみる前向き研究でもある．

本結果の詳細は，論文掲載を待ちたいが，本コホートにおいても，著効例にはFGF3/4領域の遺伝子増幅が一定の割合で検出すること，良好なsuccess rateを示すこと，またSorafenibによる腫瘍縮小を予測することを予測しうる遺伝子群が存在する可能性が示されつつある．

▶ References

1) Nault JC, Calderaro J, Tommaso LD et al : TERT promoter mutation is an early somatic genetic alteration in the transformation of premalignant nodules in hepatocellular carcinoma on cirrhosis. Hepatology, 2014. 1002/hep.27372. [Epub ahead of print]
2) Pilati C, Letouzé E, Nault JC E et al : Genomic profiling of hepatocellular adenomas reveals recurrent FRK-activating mutations and the mechanisms of malignant transformation. Cancer Cell 25 : 428–441, 2014
3) Villanueva A, Llovet JM : Liver cancer in 2013: Mutational landscape of HCC–the end of the beginning. Nat Rev Clin Oncol 11 : 73–74, 2014
4) Arao T, Ueshima K, Matsumoto K et al : FGF3/FGF4 amplification and multiple lung metastases in responders to sorafenib in hepatocellular carcinoma. Hepatology 57 : 1407–1415, 2013
5) Takeda M, Okamoto I, Sakai K et al : Clinical outcome for EML4-ALK-positive patients with advanced non-small-cell lung cancer treated with first-line platinum-based chemotherapy. Ann Oncol 23 : 2931–2936, 2012
6) Sakai K, Okamoto I, Takezawa K et al : A novel mass

spectrometry-based assay for diagnosis of EML4-ALK-positive non-small cell lung cancer. J Thorac Oncol 7 : 913–918, 2012

7) Okamoto I, Sakai K, Morita S et al : Multiplex genomic profiling of non-small cell lung cancers from the LETS phase III trial of first-line S-1/carboplatin versus paclitaxel/carboplatin: results of a West Japan Oncology Group study. Oncotarget 5 : 2293–2304, 2014

8) Susan M, Magdaleno SM, Cheng A et al : The OncoNetwork Consortium: A global collaborative research study on the development and verification of an Ion AmpliSeq RNA gene lung fusion panel. 105th Ann Meet, Abst 3575, 2014

* * *

Discussion

教育講演

教育講演1
iPS細胞研究の腫瘍学への展開
演者：青井貴之（神戸大学大学院医学研究科 iPS細胞応用医学分野）
司会：大﨑 往夫先生（大阪赤十字病院 消化器内科）

【大﨑（司会）】青井先生ありがとうございました．2012年のJDDWで特別講演が予定されていた山中伸弥先生が直前にノーベル賞が決まり講演できなくなったときにそのピンチヒッターでされた講演とは内容がまるで変わっていまして，この短期間のあいだに素晴らしい進歩がみられているようです．ES細胞が多分化能と自己複製能があるところに，プラスiPSにおいて個々人，あるいは個々のさまざまな細胞からそのような細胞がつくれるということ，後半ではiPS細胞誘導技術を応用し人工的に癌stem cellをつくることに関してお話しいただきました．癌stem cellの詳細な検討が可能となりそれを標的とした診断・治療の未来を示唆してくれたように思います．青井先生，本日は本当にありがとうございました．

教育講演2
肝がん分子標的薬のバイオマーカー
演者：西尾　和人（近畿大学医学部 ゲノム生物学）
司会：河田　則文（大阪市立大学大学院医学研究科 肝胆膵病態内科学）

【河田（司会）】西尾先生ありがとうございました．バイオバンクの構築の必要性，そしてその作り方から始まりまして，癌に対するコンパニオン診断薬の現状，さらには，liquid biopsyという言葉で血中の核酸の変化などを解析していくことによって癌の個別化医療につながるようなバイオマーカーができるだろうというお話をしていただきました．最後にSorafenibの個別化医療もすでにある程度出来上がっているものがあるというお話をしていただきました．非常に勉強になったと思います．どなたかご質問があればどうぞ．

【池田（がんセンター東病院）】貴重なご講演ありがとうございます．このバイオバンク計画を進めていくうえにおいて，druggableなmutationがでたときにどう対応するのか．druggableなmutationに対する薬剤のプロトコールがないと，結局薬剤を提供できないことになる．今Sorafenibしかないわれわれのグループで，druggableなmutationがでたときにどう対応すべきかというのを教えてください．

【西尾】master protocolがあって，daughter protocolがないというのは，positive populationがみつかったときにそれを患者さん，あるいは家族に伝えるべきかという問題が現実に発生しています．まさしくdaughter protocolがないと困るということです．海外でやっていたら海外に行くというのは非現実的でありまして，国立がん研究センターも含めて臨床試験を走らせていただくことが必要です．逆にこういったシステムが走ることにより新薬の臨床試験が活性化されることも期待されます．

【池田】もう1点だけ．肝癌の領域は生検があまり行われていない．画像診断で診断がついてしまう．そうするとサンプルが切除標本にまでさかのぼり，

かなり古いものになったりすると思います．化学療法直前に得られたサンプルとかなり古いサンプルでは違いがでたりしますがそういうのはどういうふうに考えておられますか．

【西尾】われわれ検査するほうからすれば，治療直前のサンプルのbiopsyを採っていただけるならそれを解析するのが1番いい．まさしくそれを進めておられるのが大崎先生のグループで，それが臨床的にどれくらいfeasibleなのか．あるいはそのサンプルがどれくらい解析できるかというのがあとで発表されると思います．われわれのほうからすればそういうサンプルがベストです．しかしながらFFPE検体で5〜10年のサンプルに対応して解析することも可能なシステムをわれわれは作製したということです．さらに組織サンプルがない場合はliquidでもできれば患者さん，あるいは臨床の先生方に対して優しい検査が期待できます．直前のbiopsy，これが次の治療方針に決定するのであれば多少無理しても採っていただけると思いますが，先ほどの話に戻りますがそういった場合，薬があるかないかというのがキーになると考えます．

【池田】ホルマリン固定の病理検体というのは各施設違いがあると思いますけど，どの施設でもいけるようなものでしょうか．

【西尾】近畿大学はいいですね．国立がん研究センター東病院もいいです．どこが悪いかというのはあまり言えません．いいか悪いかというのは臨床サイドの問題もありますが病理のホルマリンの固定時間に依存します．それをキッチリ守っていただく．あるいは病理医の先生にお願いできるような施設のサンプルはものすごくいいです．

【池田】ありがとうございました．

【河田】西尾先生，ありがとうございました．

索 引

【B】
BCLC-B ··· 9
BCLC ··· 17

【C】
Child Pugh ·· 87

【H】
HAIC ··· 17
HFS ··· 87

【i】
iPS 細胞 ·· 123

【N】
NGS ·· 128

【S】
Sorafenib ······ 9, 17, 27, 53, 61, 73, 80, 87, 94, 128

【T】
TACE ·· 9
TACE 不応 ·· 9

【あ行】
安全性 ··· 68

【か行】
開始用量 ··· 80
肝癌 ·· 53, 73
癌幹細胞 ··· 123
肝細胞癌 ··································· 3, 27, 61, 68, 94
肝動注化学療法 ·· 17, 53
外科切除 ··· 101
ゲノム解析 ·· 27
減量開始 ··· 80
減量投与 ··· 87
高齢 ··· 80

【こ】
高齢者 ··· 68, 73
コンパニオン診断 ·· 128

【さ行】
術後補助化学療法 ·· 3
腫瘍マーカー ·· 94
切除不能肝癌 ·· 101
奏効 ··· 27
阻血性変化 ·· 94

【た行】
多施設共同 ·· 87
長期生存例 ·· 101

【な行】
ネクサバール ·· 3

【は行】
バイオマーカー ·· 27
副作用 ··· 80
分子標的薬 ·· 3
分子標的治療薬 ·· 61, 68

【ま行】
マルチプレックス診断薬 ······························· 128
脈管侵襲陽性 ·· 53
免疫療法 ··· 123

【や行】
予後予測因子 ·· 94

編集後記

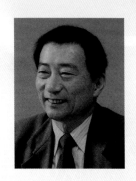

大阪赤十字病院 消化器内科
大﨑 往夫

　2009年6月Sorafenibが臨床導入され，それにあわせて肝がん分子標的治療研究会が発足した．そして5年後の2014年6月研究会は第10回の節目の会を迎えた．Sorafenibは肝がん治療においては初めてとなる分子標的治療薬であり，当初は，同療法はどのようなものか？，その効果は？，望ましい投与対象は？，副作用・合併症は？，またそのマネージメントは？，治療効果判定は？，等々多くの疑問と関心の中で熱い論議がかわされた．

　当時の認識では，開発中，あるいは開発が予定されていたいくつかの分子標的薬が次々と臨床に参入してくることが期待されており，それらを含めてこの2010年代において化学療法（分子標的療法）が手術，カテーテル治療，穿刺局所療法に続く第4の柱としての位置を築いていくのかどうかが検証されるものと考えていた．

　しかしながらSorafenibを対照とした3つの1st line試験，4つの2nd line（殺細胞性抗癌剤S1を含む），さらに根治治療後のAdjuvant試験，TACE併用試験はことごとく有効性が示せなかった．そのため臨床現場では，時には著効を示す例があるものの，奏効率は概して低く，他方副作用・合併症の強い，いわば両刃の剣であるSorafenib一本のみを武器に肝細胞癌と闘ってきたのが現状である．

　他方同剤の投与例数は発売5年間で約22,000例となっており，件数としては切除，RFA，塞栓術を上回るまでとなっている．

　これらの背景を鑑みて第10回研究会では，ワークショップにおいて，国内で施行された多施設共同研究の結果を集約，論議していただき，あらためてSorafenibの臨床の現状が浮き彫りとされた．また，StageごとでのSorafenibの立ち位置を明らかにすることを目的としてシンポジウムでは根治治療後Adjuvantの意義，BCLC Stage BでのTACEとの使い分け，Stage Cでの動注療法との使い分け，コンビネーションをReview，論議していただいた．

　また近大ゲノム生物学の西尾先生には分子標的治療の基礎的背景について，神戸大学iPS細胞応用医学の青井先生にはiPS細胞研究の腫瘍学への展開についてご教育講演いただき基礎的側面からの理解も深めることができたのではないかと思われる．

　これまでの5年間，そして今後少なくとも3年間は分子標的治療としてはSorafenibしか用いることができない．そのためSorafenibという薬剤を理解し，その特徴とこれまでの経験をいかしてこの薬剤をいかに上手く使いこなしていくかが問われている．本研究会の論議はこのことに一定の指標を示すことができたのではないかと考えている．これらの論議をその場で終わらせることなく記録集として残せることはSorafenibの臨床に極めて意義深いことであり，臨床の一助となることと思われる．当日参加，論議，ご講演いただいて先生方，そして本記録集に原稿を書いていただいた先生方に心から御礼申し上げる．

第9回日本肝がん分子標的治療研究会 記録

Sorafenib Practice Book Vol.2

監修・編集 高山 忠利　日本大学医学部 消化器外科

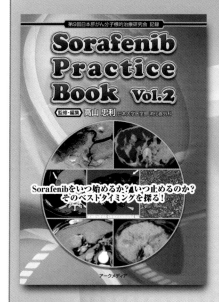

- 2014年6月発行
- B5判　134頁
- 定価：本体2,500円＋税

Sorafenibをいつ始めるか？
いつ止めるのか？
そのベストタイミングを探る！

CONTENTS

巻頭言	工藤 正俊
Overview	市田 隆文
Sorafenib先行TACE/HAICの方向性	宮山 士朗ほか
BCLC-Bのsubstagingを考える	山門 亨一郎ほか
Overview	小池 和彦
開始のベストタイミング	小尾 俊太郎ほか
動注をどう添加するか	森本 学
PD判定時の客観的因子スコア化によるsorafenibを「止めるべき」症例の選別	大塚 大河ほか
切除不能肝細胞癌に対するsorafenibの初回病勢進行後の継続投与における安全性検討―臨床第II相試験―	阿久津 典之ほか
Sorafenib治療PD後の症例に対する肝動注化学療法	砂子阪 肇ほか
TACE不応の進行肝細胞癌患者に対するsorafenibの開始時期の検討	有住 忠晃ほか
慢性肝疾患を併存する肝細胞癌に対するsorafenibの肝障害と肝機能への影響	和田 幸之ほか
市中病院における進行肝細胞癌に対するsorafenib治療成績と副作用対策の現状―患者サポートプログラム・ネクサリンクの導入―	山本 義也ほか
Sorafenib投与下での併用治療は進行肝細胞癌の予後を延長するか	高井 光治ほか
当院における進行肝細胞癌に対するsorafenib療法中止後の動向―後治療としての治験について―	成毛 大輔ほか
混合型肝癌切除後，sorafenibを使用し，再発病変内の病理組織学的所見に著明な変化がみられた1症例	宮田 陽一ほか
肝細胞癌に対する分子標的薬と外科治療の組み合わせにおけるエビデンスと今後の展望	長谷川 潔ほか
進行肝細胞癌再発ハイリスク症例に対する術後補助療法の導入	波多野 悦朗ほか
肝癌分子標的薬治療におけるバイオマーカーと画像診断PD（progressive disease）後の治療展開	土谷 薫ほか
肝癌における分子標的薬と既存治療との組み合わせおよび今後の新薬開発状況	上嶋 一臣

発行所 アークメディア　〒102-0075 東京都千代田区三番町7-1朝日三番町プラザ406号
E-mail:arc21@arcmedium.co.jp　TEL 03-5210-0871/FAX 03-5210-0874/振替00160-5-129545

Sorafenib Practice Book Vol.3
《第10回日本肝がん分子標的治療研究会 記録》

2015年1月23日　初版第1刷発行

定　　価　　本体2,500円＋税
監修・編集　　大　﨑　往　夫
発　行　人　　坪　谷　美　枝
発　行　所　　株式会社アークメディア
〒102-0075 東京都千代田区三番町7-1
03-5210-0821（代）・FAX 03-5210-0824
振替口座 00160-5-129545
ISBN 978-4-87583-200-3　C3047

© 2015 Printed in Japan　　　　　　　　　〔検印廃止〕

落丁・乱丁本はお取り替えいたします．

- 本書に掲載する著作物の複製権・翻訳権・上映権・譲渡権・公衆送信権（送信可能化権を含む）は，株式会社アークメディアが保有します．
- JCOPY ＜(社)出版者著作権管理機構 委託出版物＞
本書の無断複写は著作権法上での例外を除き禁じられています．
複写される場合は，そのつど事前に，(社)出版者著作権管理機構（電話03-3513-6969, FAX 03-3513-6979, e-mail: info@jcopy.or.jp）の許諾を得てください．